U0244728

中华名医传世经典名著大系

沈尧封传世名著

〔清〕沈尧封　著

郭家兴　点校

天津出版传媒集团

天津科学技术出版社

图书在版编目（CIP）数据

沈尧封传世名著 /（清）沈尧封著；郭家兴点校
. -- 天津：天津科学技术出版社，2023.1
（中华名医传世经典名著大系）

ISBN 978-7-5742-0224-5

Ⅰ.①沈… Ⅱ.①沈… ②郭… Ⅲ.①中医典籍—中
国—清代 Ⅳ.①R2-52

中国版本图书馆CIP数据核字（2022）第105434号

沈尧封传世名著
SHENYAOFENG CHUANSHIMINGZHU

策划编辑：王　冬
责任编辑：梁　旭
责任印制：兰　毅

出　　版： 天津出版传媒集团
　　　　　 天津科学技术出版社
地　　址：天津市西康路35号
邮　　编：300051
电　　话：（022）23332392（发行科）23332377（编辑部）
网　　址：www.tjkjcbs.com.cn
发　　行：新华书店经销
印　　刷：河北环京美印刷有限公司

开本 710×1000　1/16　印张17.25　字数208 000
2023年1月第1版第1次印刷
定价：118.00元

中华名医传世经典名著大系专家组

中医策划： 黄樵伊　党　锋

学术指导： 罗　愚　代红雨　李翊森　陈昱豪　严冬松

整理小组： 张汉卿　赖思诚　蔡承翰　朱吕群　林亚静　李　怡　徐　蕴　许颂桦

施玟伶　邱德桓　林慧华　郑水平　付大清　王　永　邬宏嘉　杨燕妮

丁　舟　孔庆斌　钱平芬　黄琬婷　吴思沂　李秀珠　姜乃丹　瞿力薇

来晓云　郭　铭　王杰茜　杨竹青　宋美丹　张　云　郭晋良　周　洁

杨守亲　刘　港　聂艳霞　杨洁浩　郑月英　崔盈盈　吕美娟　张引岗

周湘明　李素霞　吴彦颉　马建华　王耀彬　李　娟　张　涛

读名家经典
悟中医之道

扫描本书二维码，获取以下**正版专属资源**

本书音频　畅享听书乐趣，让阅读更高效

走近名医　学习名家医案，提升中医思维

方剂歌诀　牢记常用歌诀，领悟方剂智慧

● **读书记录册**
记录学习心得与体会

● **读者交流群**
与书友探讨中医话题

● **中医参考书**
一步步精进中医技能

扫码添加智能阅读向导
帮你找到学习中医的好方法！

操作步骤指南　①微信扫描上方二维码，选取所需资源。

②如需重复使用，可再次扫码或将其添加到微信"📦收藏"。

总目录

医经读

《医经读》自序

　　《素问》《灵枢》旧传为战国时人所伪造，岂尽然哉？细读之，文气非出一手，其中伪者固多，而真者正复不少。第真仿杂陈，指归非一，前后自多矛盾耳。夫人身之脏腑气血，若何生，若何运，所司何取职，所主何部，所藏所出何物，其病也是见何脉，形何色，发何声，自有一定不易者。在人苦不能明，藉经以明之，而经复言人人殊则将何所适从耶？则读经复何益耶？生平窃叹古圣微言，往往沦没于俗儒肤词中，为可悼也！彭早年取是书，读之而即有疑，始则去其非以存其是，继则欲去其似是以存其至是。其间几历寒暑，独是去其非易，而去其似实难，盖既曰似是矣，又何以知其非真是？试欲于是之中而严辨其为非，夫岂易易然。辨之久，而始知其实亦不难。彼扁鹊、仲景，非世所称医中之圣而去古未远者耶？其书具在，其所引用者皆可信，其所不引用者为可疑，其所不引用而复与其所引用者相背，定属后人添造，言虽津津，所谓弥近理而大乱真。用遵古人读书当具只眼意，概从而置之。年来抄本屡易，存者益少，虽不敢自诩为知言，然读之差觉所存者皆简而该，确而当。外论天人感应之微理，内论脏腑气血之灵机，无不一二言道出，首尾相贯，绝无支离牵合之迹。试问战国时人其能伪造否耶？或曰：去者过多则存者不太略乎？然正不嫌其略也，即如《大学》经文不过二百余言，然自"格致"以至"治平"，其间内圣外王之学靡不包举，经岂多乎哉？不多也。若夫夸多斗靡，尘饭涂羹，尽行收录，要惟修辞以炫世者，欲藉此为典博，若诊病时即切要数端，尚恐仓卒遗漏，又何暇遍及其余乎哉？先圣云：以约失之者鲜。彭故就所考验，以存其真，而名之曰《医经读》，窃谓当读者此也。惜乎不得起扁鹊、仲景而就正之。

乾隆甲申岁一阳月中浣嘉善沈又彭识

目 录

平　集

嘉善沈又彭尧封钞订

绍兴裘庆元吉生校刊

医不知病，何由治病？医不知不病，何由知病？平，平人也，即不病人也。经有平人气象篇，盖取诸此。

昔在黄帝，生而神灵，弱而能言，幼而徇齐，长而敦敏，成而登天（上古天真论）。

乃问于岐伯曰：地之为下否乎？歧伯对曰：地为人之下，太虚之中者也。曰：冯乎？对曰：大气举之也。寒暑六入，故令虚而生化也（素五运行）。

寒暑六入，谓五气从上下四旁而入，非六气也。六气乃后人伪造，详辨于后。帝曰：天以六六之节，以成岁人以九九制会，何谓也？岐伯曰：六六之节，九九制会者，所以正天之度，气之数也。

按：六六之节，即三百六十日法也。九九制会者，用九九之法以推日月五星之会也。法具周髀经度者，所以测天之程也。天体环转不息，难以测度，圣人以星之明显者（即二十八经星也）识之，为限而后度乃生焉。譬以山川城邑识道里之远近耳。奇器图每度二百五十里，然天体如卵，度如柳叶，近极者狭，近赤道者广，难以一定拘也。气者，二十四气也。数者，盈虚之数也。日为阳，月为阴，行有分纪，周有道里，日行一度，月行十三度而有奇焉，故大小月三百六十五日而成岁，积气余而盈闰矣。

按：日行周天三百六十五日四分之一，月行疾，每日过十三度有余，约二十九日零退一周天。凡十二周天得三百五十四日零，较日行少十日零，所谓日月不齐之数也。圣人于是正岁年以别之。《周礼》太史正岁年注中数曰岁，朔数曰年，故岁必二十四气，全年则十二月。或十三月，乃以气之盈补朔之虚，每三十四月而适齐，六十六气故谓之闰。

立端于始，表正于中，推余于终，而天度毕矣。

按：《左传》作履端于始，举正于中，归余于终。《史记》作归邪于终。盖古人推历谓之步历，言日月转运于天，犹人行步也。履，即步也。日月之行，必有余分，履端于始者，必以日月全数，前无余分之日为上元历之端首也。举正于中者，中气不越本月，若盈本月，一策此月，即是闰月也。归余于终者，积余成一月而置闰也。

天有十日（十干也）日六竟而周甲，（六十日周一甲子也）甲六复（六甲子也）而终岁，三百六十日法也。五日谓之候，三候谓之气，六气谓之时，四时谓之岁，而各从其主治焉。五运相袭而皆治之，终期之日，周而复始，时立气布，如环无端，候亦周法。

汲冢周书时训解，立春之日，东风解冻。又五日蛰虫始振。又五日鱼上冰。此即五日谓之候也。其余节气仿此，不备录。

春胜长夏，长夏胜冬，冬胜夏，夏胜秋，秋胜春。

土分旺四季十八日，取万物生于土，归于土之义。究非土之定位，惟长夏乃其定位耳。特夏火方尽，秋金复至，长夏几为虚位，莫若遵六元正。纪五步为正大寒交初运木旺，春分后第十三日交二运火旺，芒种后十日交三运土旺，处暑后七日交四运金旺，立冬后四日交终运水旺，如此则五行各得其平矣。

求其至也，皆归始春未至，而至此谓太过，则薄所不胜而乘所胜也，命曰气淫。至而不至，此谓不及，则所胜妄行而所生受病，所不胜薄之也，命曰气迫。天食人以五气，地食人以五味（《素》六节藏象论）。

天有五行御五位，以生寒暑燥湿风，人有五脏化五气，以生喜怒悲忧恐（《素》天元纪）。

心者君主之官也，神明出焉。肺者相传之官，治节出焉。肝者将军之官，谋虑出焉。胆者中正之官，决断出焉。膻中者臣使之官，喜乐出焉。脾胃者，仓廪之官，五味出焉。大肠者，传道之官，变化出焉。小肠者，受盛之官，化物出焉。肾者，作强之官，伎巧出焉。三焦者，决渎之官，水道出焉。膀胱者，州都之官，津液藏焉，气化则能出矣。凡此十二官者不得相失也，故主明则下安，以此养生则寿；主不明则十二官危，使道闭塞而不通，形乃大伤（《素》灵兰秘典）。

彭按：膀胱止有一口，口端横一管，上半管即名下焦，下半管即是溺孔。未溺时膀胱之底下垂，其口向上，与下焦直对，故下焦别回肠而渗入焉。欲溺时大气举，膀胱之底则其口向下，从溺孔注出，故曰气化则能出矣。妊妇胎压胞门，小便不出，丹溪用托胎法，深得此意。

五脏者，藏精气而不泻也，故满而不能实。六腑者，传化物而不藏，故实而不能满也。水谷入口，则胃实而肠虚；食下，则肠实而胃虚，故曰实而不能满也（《素》五脏别论）。

五脏宜藏，六腑宜通（东垣语）。

阴中有阴，阳中有阳，平旦至日中，天之阳，阳中之阳也；日中至黄昏，天之阳，阳中之阴也；合夜至鸡鸣，天之阴，阴中之阴也；鸡鸣至平旦，天之阴，阴中之阳也，故人亦应之。夫言人之阴阳，则外为阳，内为阴；背为阳，腹为阴；六腑皆为阳，五脏皆为阴。背为阳，阳中之阳心也，阳中之阴肺也。腹为阴，阴中之阳肝也，阴中之阴肾也，阴中之至阴脾也（《素》金匮真言）。

知此可以决病之间剧。

圣人南面而立，前曰广明，后曰太冲。太冲之地名曰少阴，少阴之上名曰太阳。太阳根起于至阴，结于命门，名曰阴中之阳。中身而上名曰广明，广明之下名曰太阴，太阴之前名曰阳明，阳明根起于厉兑，名曰阴中之阳。厥阴之表名曰少阳，少阳根起于厥阴，名曰阴中之少阳，是三阳之离合也。太阳为开，阳明为阖，少阳为枢。外者为阳，内者为阴，然则中为阴，其冲在下名曰太阴，太阴根起于隐白，名曰阴中之阴。太阴之后名曰少阴，少阴根起于涌泉，名曰阴中之少阴。少阴之前名曰厥阴，厥阴根起于大敦，阴之绝阳，名曰阴之绝阴，是三阴之离合也。太阴为开，厥阴为阖，少阴为枢（《素》阴阳离合）。

肺手太阴之脉，起于中焦。（直接中焦，中焦从胃通出外，对中脘穴，在心蔽骨与脐之中），下络大肠，还循胃，上膈（胃上心肺下有膈膜遮隔，浊气不使上侵，此系清浊分界，所以十二经由此上下，皆书之），属肺，从肺系横出腋下（肩下胁上曰腋），下循臑内，行少阴心主之前，下肘中，循臂内（肩下一节为臑，臑尽处为肘，肘下为臂，臂尽为腕，腕尽处直至指俱名手），上骨下廉（臂有两骨行臂内侧上骨之下廉），入寸口（即诊脉处），上鱼（掌骨之前，大指之后，肉隆起处为鱼），循鱼际（大指本节后穴名），出大指之端（少商穴，大指内侧去爪甲角如韭叶）。其支者，从腕后（列缺穴，两手交叉，食指尽处是也。太阴络从此别走阳明）。直出次指内廉，出其端。是动则病肺胀满膨膨而喘咳，缺盆中痛（肩下横骨陷中），甚则交两手而瞀（迷乱也），此为臂厥。是主肺所生病者，咳上气喘，渴烦，心胸满，臑臂内前廉痛厥（四支冷，掌中热气，盛有余，则肩臂痛。风寒汗出，中风，小便数而欠，气虚则肩臂痛寒少），气不足以息，溺色变。

大肠手阳明之脉，起于大指次指之端（商阳穴，在次指内侧去爪甲角如韭叶），循指上廉，出合谷两骨之间（合谷穴名，在大指次指岐骨陷中），上入两筋之中，循臂，上入肘外廉，上臑外前廉，上肩，出髃骨之前廉上，出于柱骨之会，上下入缺盆，络肺，下膈，属大肠。其支者，从缺盆上颈贯颊，入下齿中，还出挟口，交人中，左之右，右之左，上挟鼻孔（迎香穴，鼻下孔旁五分）。是动则病齿痛颈肿。是主津液所生病者，目黄口干，鼽（清涕）衄（鼻血）喉痹，肩前臑痛，大指次指痛不用。气有余则当脉所过者热肿，虚则寒栗不复。

胃足阳明之脉，起于鼻之交頞中（山根），旁约太阳之脉，下循鼻外，上入齿中，还出，挟口环唇，下交承浆（任脉穴，在唇棱下陷中）。却循颐后下廉（腮下为颔，颔下为颐），出大迎（穴在曲含前寸二分），循颊车（下耳八分曲颊端近前陷中），上耳前，过客主人（足少阳经穴在耳前起骨），循发际至额颅。其支者，从大迎前下人迎（结喉旁一寸五分动脉），循喉咙，入缺盆，下膈，属胃，络脾。其直者，从缺盆下乳内廉（从乳中过），下挟脐，入气街中（穴在脐下八寸去中行二寸）。其支者，起于胃口，下循腹里，下至气街中而合，以下髀关，抵伏兔（足之本节为髀，髀前膝上六寸起肉处为伏兔，伏兔后横纹中为髀关，髀内为股，髀尽处前为膝，后为腘，第二节为胫，胫尽处即内外踝，下为足）下膝膑中，（挟膝筋中为膑）下循胫外廉，下足跗（足面），入中指内间。其支者下廉三寸而别，下入中指外间。其支者别跗上，入大指间出其端，（厉兑穴在足大指次指之端去爪甲角如韭叶）。是动则病洒洒振寒，善呻数欠，颜黑，病至则恶人与火，闻木声则惕然而惊，心欲动，独闭户塞牖而处。甚则欲上高而歌，弃衣而走，贲响腹胀是谓骭厥（胫骨为骭）。是主血所生病者，狂疟温淫，汗出鼽衄，口㖞唇胗，颈肿喉痹，大腹水肿，膝膑肿痛，循膺乳、气、街、股、伏兔骭外廉，足跗上皆痛，中指不用，气盛则身以前皆热。其有余于胃则消谷善饥，溺色黄，气不足则身以前皆寒慄，胃中寒则胀满。

脾足太阴之脉，起于大指之端（隐白穴在大指端内侧，去爪甲角如韭叶），循指内侧白肉际（白肉，三阴脉所经；赤肉，三阳脉所经。际，乃白肉尽处），过核骨后，上内踝前廉，上腨内（足肚），循胫骨后，交出厥阴之前，上膝股内前廉，入腹，属脾，络胃，上膈，挟咽，连舌本，散舌下。其支者，复从胃别，上膈注心中。是动则病舌本强，食则呕，胃脘痛，腹胀善噫，得后与气则快然如衰，身体皆重。是主脾所生病者，舌本痛，体不能动摇，食不下，烦心，心下急痛，溏瘕泄水闭，黄疸，不能卧，强立股膝内肿厥，足大指不用。

心手少阴之脉，起于心中，出属心系（心系上与肺通，由肺叶而下，曲折向后，贯脊髓，通于肾）下膈，络小肠。其支者，从心系上挟咽，系目系。其直者，复从心系欲上肺，下出腋下，下循臑内后廉，行太阴心主之后，下肘内循臂内后廉，抵掌后锐骨之端，入掌内后廉，循小指之内，出其端（少卫穴，在小指内侧，去爪甲角如韭叶）。是动则病嗌干心痛，渴而欲饮，是为臂厥。是主心所生病者，目黄胁痛，臑臂内后廉痛厥，掌中热痛。

小指手太阳之脉，起于小指之端（少泽穴，在小指外侧，去爪甲角下一分陷中），循手外侧，上腕，出踝中（腕下高骨），直上循臂骨下廉，出肘内侧两筋之间，上循臑外后廉，出肩解（脊两旁为膂，膂上两角为肩解），绕肩胛，（肩解下成片骨）交肩上，（上会大椎乃左右相交于肩上）入缺盆，络心，循咽，下膈抵胃，属小肠。其支者，从缺盆循颈上颊，至目锐眦（目外角为锐眦），却入耳中。

其支者，别颊上䪼（目下为䪼），抵鼻，至目内眦（内角），斜络于颧。是动则病嗌痛颔肿，不可以顾肩似拔，臑似折。是主液所生病者，耳聋，目黄，颊肿，颈颔，肩臑肘臂外后廉痛。

膀胱足太阳之脉，起于目内眦（晴明穴为手足太阳、足阳明、阴跷阳跷五脉之会），上额交巅（百会穴）。其支者，从巅至耳上角。其直者，从巅入络脑，还出别下项，循肩膊内（肩后下为膊），挟脊，抵腰中，入循膂，络肾，属膀胱。其支者，从腰中下挟脊，贯臀，入腘中。其支者，从膊内左右别下贯胛，挟脊内，过髀枢（捷骨下为髀枢），循髀外从后廉下合腘中（与前入腘中者合），以下贯腨内，出外踝之后，循京骨（足外侧赤白肉际小指本节后大骨），至小指外侧（至阴穴在小指外侧本节前陷中）。是动则病冲头痛目似脱，项如拔，脊痛，腰似折，髀不可以曲，腘如结，腨如裂，是为踝厥。是主筋所生病者，痔、疟、狂、癫疾，头囟项痛，目黄，泪出，鼽衄，项、背、腰、尻、腘、腨、脚皆痛，小指不用。

肾足少阴之脉，起于小指之下，邪趋足心（涌泉穴，在足心足屈卷指宛宛中），出于然谷之下（足内踝前起大骨下陷中），循内踝之后别入跟中以上腨内，出腘内廉，上股内后廉，贯脊（与督脉会长强穴），属肾，络膀胱。其直者，从肾上贯肝膈，入肺中，循喉咙，挟舌本。其支者，从肺出络心，注胸中。是动则病饥不欲食，面如漆，柴咳唾则有血，喝喝而喘，坐而欲起，目䀮䀮如无所见，心如悬，若饥状，气不足则善恐，心惕惕如人将捕之，是为骨厥。是主肾所生病者，口热舌干，咽肿，上气嗌干，及痛，烦心，心痛，黄疸，肠澼，脊股内后廉痛，痿厥，嗜卧，足下热而痛。

心主手厥阴心包络之脉，起于胸中，出属心包络，下膈，历络三焦。其支者，从胸中出胁（腋下为胁），下腋三寸，上抵腋下，循臑内，行太阴少阳之间，入肘中，下臂，行两筋之间，入掌中，循中指出其端（中冲穴，在中指端爪甲，如韭叶陷中）。其支者，别掌中，循小指次指，出其端。是动则病手心热，臂肘挛急，腋肿，甚则胸胁支满，心中憺憺大动，面赤目黄，喜笑不休。是主脉所生病者，烦心，心痛，掌中热。

三焦手少阳之脉，起于小指次指之端（关冲穴，在无名指外侧，去爪甲如韭叶），上出两指之间，循手表腕，出臂外两骨之间，上贯肘，循臑外，上肩而交出足少阳之后，入缺盆布膻中（两乳中间），散络心包，下膈循，属三焦。其支者，从膻中上出缺盆，上项系耳后，直上出耳上角，以屈下颊至㶉。其支者，从耳后入耳中，出走耳前，过客主人前交颊。至目锐眦。是动则病耳聋浑浑焞焞，嗌肿喉痹。是主气所生病者，汗出，目锐眦痛，颊肿，耳后肩臑肘臂外皆痛，小指次指不用。

胆足少阳之脉，起于目锐眦（瞳子髎在目外去眦五分），上抵头角，下耳后，循颈，行手少阳之前，至肩，上却交出手少阳之后，入缺盆。其支者，从耳后入耳中，出走耳前，至目锐眦后。其支者，别锐眦，下大迎合。于手少阳，抵于㶉，下加颊车，下颈，合缺盆（与前入者合），以下胸中，贯膈，络肝，属胆，循胁里，出气街，绕毛际，横入髀厌中（股与少腹之间陷中）。其直者，从缺盆下腋，循胸，过季胁（胁骨之下为季胁），下合髀厌中，以下循髀阳（循髀外行太阳阳明之间），出膝外廉，下外辅骨之前，直下抵绝骨之端（外踝上为绝骨）。下出外踝之前，循足跗上，入小指次指之间（窍阴穴在小指次指外侧，去爪甲角如韭叶，足少阳脉至此而终）。其支者，别跗上，入大指之间，循大指岐骨内出其端（大指本节后为岐骨），还贯爪甲，出三毛。是动则病口苦，善太息，心胁痛，不能转侧，甚则面微有尘，体无膏泽，足外反热，是为阳厥。是主骨所生病者，头痛，颔痛，目锐眦痛，缺盆中肿，痛胁下肿马刀侠

14

瘿，汗出振寒，疟，胸胁肋髀膝外至胫绝骨外踝前及诸节皆痛。

肝足厥阴之脉，起于大指丛毛之际（大敦穴在大指端，去爪甲如韭叶为厥阴所出之井，针灸家皆用之。然经则明言起于丛毛之际，非指端也。今厥阴逆上腹痛，脉绝欲死者，灸丛毛大验），上循足附上廉，去内踝一寸，上踝八寸，交出太阴之后，上腘内廉，循股阴，入毛中，过阴器（左右环绕阴器），抵小腹，挟胃，属肝，络胆，上贯膈，布胁后，循喉咙之后，入颃颡，连目系，上出额与督脉会于巅。其支者，从目系下颊里，环唇内。其支者，复从肝别贯膈，上注肺。是动则病腰痛不可以俯仰，丈夫㿉疝，妇人少腹肿，甚则嗌干，面尘脱色。是肝所生病者，胸满呕逆，飧泄狐疝，遗溺闭癃（《灵》经脉篇）。

别者，另分一支也。合者，本经两脉相合也。会者，与他经相会也。交者，或本经左右两脉相交或与他经相交也。加者，加于上不相通也。挟者，夹也。约者，约束也。环者，环绕也。散者，非一络也。循者，依傍而行也。贯者，穿过也。夫经络如织，营卫如环，而欲一一写出，纤悉无遗，不亦难哉！经独以数活字钩清之宛似绘一生人模样，垂示来兹，较之禹贡浚川图《史记》《天官》书，更胜一等，非作者之圣，其孰能之？

治病犹治贼，必先识贼之所在，斯不劳而获。倘贼在此界，而反于彼境捕之，则彼境无辜之民徒增扰动，而此界真贼且不治而日炽矣。十二经脉所经之处，即十二经所辖无异，省治之分界也。如某处痛，某处痒，某处热肿，某处寒栗，即可知何经受病，又宁有误治之虑哉！然则此篇经文，洵为大小内外诸科，一刻不可离之法也。

督脉者，起于下极之俞，并于脊里，上至风府，入属于脑。任脉者，起于中极之下，以上毛际，循腹里，上关元，至咽喉。冲脉者，起于气冲，并足阳明之经（今《内经》俱作少阴），夹脐，上行至胸中而散。带脉，起于季胁，回身一周。跻阳脉者，起于跟中，循外踝上行，入风池。阴跻脉者，亦起于跟中，循内踝上行，至咽喉，交贯冲脉。阳维阴维，维络于身，溢蓄不能，环流灌溉诸经者也。阳维起于诸阳会，阴维起于诸阴交也（二十八难）。

阳维维于阳，阴维维于阴，阴阳不能自相维，则怅然失志，溶溶不能自收持。阳维为病苦寒热，阴维为病苦心痛，阴跻为病阳缓而阴急。阳跻为病阴缓而阳急。冲之为病逆气里急，督之为病脊强而厥，任之为病其内苦结，男子为七疝，女子为瘕聚（《内经》男子内结七疝，女子带下瘕聚），带之为病，腹满腰溶溶，如坐水中。此奇经八脉之为病也（二十九难）。

彭按：奇经八脉，经文错乱，定系后人传写之误，越人时所读不若是也。故所述明晰，谨遵录之。

人焉受气，阴阳焉会，何气为营？何气为卫？营安从生？卫于焉会？老壮不同气，阴阳异位，愿闻其会。曰：人受气于谷，谷入于胃，以传于肺，五脏六腑皆以受气。其清者为营，浊者为卫，营在脉中，卫在脉外，营周不休，五十而复大会，阴阳相贯，如环无端。卫气行于阴二十五度，行于阳二十五度，分为昼夜。故气至阳而起，至阴而止，故曰日中而阳隆为重阳，夜半而阴隆为重阴，故太阴主内，太阳主外，各行二十五度分为昼夜夜半为阴隆，夜半后为阴衰，平旦阴尽，而阳受气矣。日中而阳隆，日西为阳衰，日入阳尽而阴受气矣。夜半而大会，万民皆卧，命曰合阴。平旦阴尽，而阳受气，如是无已，与天地同纪。壮者气血盛，肌肉滑，气道通，营之行不失其常，故昼精而夜瞑。老者气血衰，肌肉枯，气道涩，其营气衰少，而卫气内伐，故昼不精夜不眠。营出于中焦，卫出于上焦（刻本误作下），上焦出于胃上口，并咽以上，贯膈而布胸中，走腋循太阴之分，而行还至阳明至鼻（刻本误作舌），下足阳明，常与营俱行于阳二十五度，行于阴亦二十五度，一周也，故五十度而复大会于手太阴矣。中焦亦并胃中，出上焦之后，此所受气者，泌糟粕，蒸津液，化其精微，上注于肺脉，及化而为血，以奉生身，莫贵于此，故独得行于经隧，命曰营气。营卫者，精气也。血者，神气也。血之与气，异名而同类焉。故夺血者无汗，夺汗者无血。下焦者，别回肠，注于膀胱而渗入焉。水谷者，常并居于胃中成糟粕，而下于大肠，济泌别汁，循下焦而渗入膀胱焉。上焦如雾，中如焦沤，下焦如渎，此之谓也（《灵枢经》营卫生会篇）。

彭按：三焦即三个管子，非有名无象也。若果有名无象，如何并咽并胃？又按：卫气出于上焦者，水谷入胃，胃底之阳蒸气上腾，若雾露之溉，此即卫气也。由上焦出于胃上口，尚在膈膜之下，于是贯膈散布胸中，然后循太阴分肉之间，而行于脉外，故曰上焦如雾。经文本自明白，如果出于下焦，则清阳之气与便溺同出，有是理乎？越人读经未察卫出气于下焦之误，遂谓上焦主内而不出，几令卫气全无出路。

分肉腠理字义当晓，肉必丝丝成理，故谓之理，有数十百理，聚而为纵者，有数十百理，聚而为横者，有数十百理，聚而为斜者，或纵或横或斜，数块并作一块，其并处必有穴，从并处说到外面，谓之分，谓其肉，由此而分也。从外面说到并处，谓之腠，谓其数肉并腠也。脉在其中，卫即行乎脉外。气穴论云：肉之大会为谷，肉之小会为溪，肉分之间，溪谷之会，以行营卫，以会大气是也。循太阴之分而行之，分字当作是解。

其言上焦出于胃上口，并咽以上，贯膈，到此则上焦之管子已尽，卫气在膈上既出，上焦管子即散布胸中，此乃如烟如雾之物，逢空则走，故循太阴之分肉而行乎脉外，依次循手阳明，至足阳明是明明指卫气言。若云指上焦言，岂上焦直至足乎间，何以知上焦是管子？曰：若无管子则并咽以上者何物？何以知管子到膈上即尽？曰：到此不尽，卫亦行乎脉中矣。

手太阴脉从胸走手，手阳明脉从手走头，故曰还至阳明。

手阳明脉尽处上挟鼻孔，足阳明脉起于鼻之交頞中，故曰还至阳明，上至鼻下。足阳明刻本鼻字，误作舌字没解。彭擅改正。

营气出于中焦者，水谷在胃，渐渐腐化，如造酒然，有泡微，起其汁，若酒浆者，即是营气从中焦上注肺脉。脉乃心火，主之营，在脉中藉心火煅炼成赤即是血，故曰中焦如沤。又曰：营卫者，精气也。血者，神气也。盖阳之精为神，而藏神者心，非藉心火锻炼而何？

下焦者，水之出路也。水谷在胃，渐渐变化，下至小肠，尚未分别，直至小肠下口，与回肠会处有一管，直对膀胱，即是下焦，水从此渗入焉。故曰下焦如渎。脐上一寸为水分穴，即是分水处。

卫气昼行于阳，夜行于阴，最为难解。其曰：营行脉中，卫行脉外，五十而复大会。又曰：常与营俱行阳二十五度，行阴二十五度，一周也。是营卫同行，固属无疑，但营出于中焦，由手太阴注手阳明，手阳明注足阳明，足阳明注足太阴，顺十二经之贯注，则阴经阳经相间而行。营既如此，卫亦宜然，岂有昼止行阳经夜止行阴经哉？然而，经则明明言卫气昼行于阳，夜行于阴，其故何？彭谓：阴阳者，数之可十，推之可至百千万也。昼行阳，夜行阴，此阴阳非指经络言，乃指外内言也。盖脉在分肉之间，营行脉中，卫即行乎脉外，无论阴经阳经，卫气浮上而行者，即行于阳也。沉伏而行者，即行于阴也。行于阳则表实，故昼日体耐风寒；行于阴则表虚，故夜卧不耐风寒，此其验也。太阴为阴中之至阴，故主内；太阳为表，故主外。夫卫犹日也，营犹月也，虽日有黄赤道，月有四游仪，总不越乎东升西降之常耳。至若《灵枢》卫气行一篇，手三阳经，倒行足三阳经无不路不可为训。

《素》经脉别论，论食气入胃一言，散精于肝一言，浊气归心。灵邪客篇论谷入于胃，宗气积于胸中，卫气先行皮肤。与此论营卫同起于手太阴，迥然不同，则无容信为两是矣。但此篇越人、仲景俱各引用而别论邪客，从无一言论及，故皆不录。

女子七岁，肾气盛，齿更发长；二七而天癸至，任脉通，太冲脉盛，月事以时下，故有子；三七肾气均，平故真牙生而长极。七七任脉虚，太冲脉衰少，天癸竭，地道不通，故形坏而无子也。丈夫八岁，肾气实，发长齿更；二八肾气盛，天癸至，精气益泻，阴阳和，故能有子，三八肾气均平，筋骨劲强，故真牙生而长极。八八则齿发去，五脏皆衰，筋骨懈惰，天癸竭，故发鬓白，身体重，行步不正，而无子耳（《素》上古天真论）。

彭按：天癸女精，由任脉而来。月事是经血，由太冲而来。经言：二七而天癸至，缘任脉通期时太冲脉盛，月事亦以时下。一顺言之，一逆言之耳。故月事不调，不来及崩，是血病，咎在冲脉。冲脉隶阳明带下，是精病，咎在任脉。任脉隶少阴，盖身前中央一条是任脉，背后脊里一条是督脉，皆起于前后两阴之交会阴穴。《难经》明晰，《灵》《素》传误。带脉起于季胁，似束带状，入精脏于肾，肾系于腰背，精欲下泄，必由带脉而前，然后从任脉而下故经言任脉为病女子带下。

两神相抟合而成形，常先身生是为精。上焦开发，宣五谷味，熏肤充身泽毛，若雾露之溉，是谓气。腠理发泄，汗出溱溱是谓津。谷入气满，淖泽注于骨，骨属屈伸，泄泽，补益脑髓，皮肤润泽，是谓液。中焦受气取汁，变化而赤是谓血。壅遏营气，令无所避，是谓脉。精脱者耳聋。气脱者，目不明。津脱者，腠理开，汗大泄。液脱者骨属屈伸不利，色夭，脑髓消，胫酸，耳数鸣。血脱者，色白，夭然不泽，其脉空虚（《灵》决气）。

肺气通于鼻，肺和则鼻能知臭香矣。心气通于舌，心和则舌能知五味矣。肝气通于目，肝和则目能辨五色矣。脾气通于口，脾和则口能知五谷矣。肾气通于耳，肾和则耳能闻五音矣（《灵》脉度）。

人卧血归于肝，肝受血而能视，足受血而能步，掌受血而能握，指受血而能摄（《素》五脏生成）。

心恶热，肺恶寒，肝恶风，脾恶湿，肾恶燥（《素》宣明五气）。

五脏之精气皆上注于目，骨之精为瞳子，筋之精为黑眼，血之精为络，气之精为白眼，肌肉之精为约束，裹撷筋骨血气之精而与脉并为系上，属于脑，后出于项中。故邪中于项，因逢其身之虚，其入深则随眼系以入于脑则脑转，脑转则引目系急，目系急则目眩以转矣。精散则视岐，视岐见两物。目者，五脏六腑之精也。营卫，魂魄之所常营也，神气之所生也。故神不营则魂魄散，志意乱，卒然见非常处（《灵》大惑论）。

肝生于左，肺藏于右，心部于表，肾治于里，脾为之使，胃为之市，鬲盲之生中有父母，七节之旁中有小心（《灵》刺禁论）。

胃者，水谷之海。冲脉为十二经之海，膻中为气之海，脑为髓之海（《灵》海论）。

唇至齿长九分，口广二寸半，齿至会厌深三寸半，舌长七寸广二寸半，咽门广二寸半，至胃长一尺六寸。胃纡曲屈伸之，长二尺六寸，大一尺五寸，径五寸，大容三斗五升。小肠后附脊，左环回周叠积，其注于回肠者，外附于脐上，回连环十六曲，大二寸半，径八分，分之少半，长三丈三尺。回肠当脐左（《难经》作右），环回周叶，积而下运环反十六曲，大四寸，径一寸，寸之少半，长二丈一尺。广肠传脊，以受回肠，左环叶积上下辟，大八寸，径二寸寸之大半，长二尺八寸（《灵》肠胃篇）。

此同身寸也，不必疑为周尺。盖周以古之八寸为尺，中人长七尺五寸，故五尺之童，六尺之孤，皆言其小。同身寸者，屈本人中指中节横纹头为寸，十寸为尺。中人亦长七尺五寸，适与周尺相合耳。若果为周尺，则此经伪矣。

肝凡七叶，左三右四。心中有七孔三毛，盛精汁三合。脾扁广三寸，大五寸，有散膏半斤，主裹血，温五脏。肺六叶两耳，凡八叶。肾有两枚。胆在肝之短叶间，盛精汁三合。膀胱纵广九寸（四十二难）。

唇为飞门，齿为户门，会厌为吸门，胃为贲门，太仓下口为幽门，大肠小肠会为阑门，下极为魄门，此七冲门也（四十四难）。

《医经读》平集终

病　集

　　病得其因治之方效。若论病，而不论其所以病总属伪造，一概不录。

　　阴阳者，天地之道也，万物之纲纪，变化之父母，生杀之本始，神明之府也。治病必求其本。故积阳为天，积阴为地，阴静阳躁，阳生阴长，阳杀阴藏。阳化气，阴成形，寒极生热，热极生寒。寒气生浊，热气生清，清气在下，则生飧泄，浊气在上，则生䐜胀，此阴阳反作，病之逆从也。清阳为天，浊阴为地，地气上为云，天气下为雨，雨出地气，云出天气。故清阳出上窍，浊阴出下窍，清阳发腠理，浊阴走五藏；清阳实四支，浊阴归六府。水为阴，火为阳，阳为气，阴为味。味归形，形归气，气归精，精归化，精食气，形食味，化生精，气生形。味伤形，气伤精，精化为气，气伤于味。阴味出下窍，阳气出上窍。味厚者为阴，薄为阴之阳；气厚者为阳，薄为阳之阴。味厚则泄，薄则通；气薄则发泄，厚则发热。壮火之气衰，少火之气壮。壮火食气，气食少火；壮火散气，少火生气。气味辛甘发散为阳；酸苦涌泄为阴。阴胜则阳病，阳胜则阴病。阳胜则热，阴胜则寒，重寒则热，重热则寒。寒伤形，热伤气，气伤痛，形伤肿，风胜则动，热胜则肿，燥胜则干，寒胜则浮，湿胜则濡泻。天有四时五行，以生长收藏，以生寒暑燥湿风；人有五藏化五气，以生喜怒悲忧恐。故喜怒伤气，寒暑伤形，暴怒伤阴，暴喜伤阳，厥气上行，满脉去形。喜怒不节，寒暑过度，生乃不固。故重阴必阳，重阳必阴。故曰：冬伤于寒，春必病温；春伤于风，夏生飧泄；夏伤于暑，秋必痎疟；秋伤于湿，冬生咳嗽。东方生风，风生木，木生酸，酸生肝，肝生筋，筋生心。肝主目，其在天为化，在人为道，在地为化，化生五味。道生智，化生神，神在天为风，在地为木，在体为筋，在藏为肝，在色为苍，在音为角，在声为呼，在变动为握，在窍为为目，在味为酸，在志为怒。怒伤肝，悲胜怒，风伤筋，燥胜风，酸伤筋，辛胜酸。南方生热，热生火，火生苦，苦生心，心生血，血生脾。心主舌，其在天为热，在地为火，在体为脉，在藏为心，在色为赤，在音为征，在声为笑，在变动为忧，在窍为舌，在味为苦，在志为喜。喜伤心，恐胜喜，热伤气，寒胜热，苦伤气，咸胜苦。中央生湿，湿生土，土生甘，甘生脾，脾生肉，肉生肺。脾主口，其在天为湿，在地为土，在体为肉，在藏为脾，在色为黄，在音为宫，在声为歌，在变动为哕，在窍为口，在味为甘，在志为思。思伤脾，怒胜思，湿伤肉，风胜湿，甘伤肉，酸胜甘。西方生燥，燥生金，金生辛，辛生肺，肺生皮毛，皮毛生肾。肺主鼻，其在天为燥，在地为金，在体为皮毛，在藏为肺，在色为白，在音为商，在声为哭，在变动为嗽，在窍为鼻，在味为辛，在志为忧。忧伤肺，喜胜忧，热伤皮毛，寒胜热，辛伤皮毛，苦胜辛。北方生寒，寒生水，水生咸，咸生肾。肾生骨髓，髓生肝。肾主耳，其在天为寒，在地为水，在体为骨，在藏为骨，在藏为肾，在色为黑，在音为羽，在声为呻，在变动为栗，在窍为耳，在味为咸，在志为恐。恐伤肾，思胜恐，寒伤血，燥胜寒，咸伤血，甘胜咸。故曰：天地者，万物之上下也；阴阳者，血气之男女也；左右者，阴阳之道路也；水火者，阴阳之征兆也；阴阳者，万物之能始也。故曰：阴在内，阳之守也；阳在外阴之使也。天不足西北，故西北方阴也，而人右耳目不如左明也。地不满东南，故东南方阳也，而人左手足不如右强也。天气通于肺，地气通于嗌，风气通于肝，雷气通于心，谷气通于脾，雨气通于肾。阳之汗以天地之雨名之，阳之气以天地之疾风名之。暴气象雷，逆气象阳。形不足者，温之以气，精不足者，补之以味。其高者因而越之，其下者引而竭之，中满者写之于内，其有邪者渍形以为汗，其在皮者汗而发之，其慓悍者按而收之，其实者散而写之。审其阴阳，以别柔刚，阳病治阴，阴病治阳，定其血气，各守其乡，血实宜决之气，虚宜掣引之（阴阳大论）。

彭按：壮火，亢阳也，少火，微阳也。旧作君相解，欠稳。

又按：仲景《伤寒论》自叙云，撰用《素问》《九卷》八十一难、《阴阳大论》、《胎胪药》录四种，而不及《灵枢》。今《胎胪药录》不少概见，而《阴阳大论》一书，并入《素问》内，后人循名而论，自然《素问》是真，《灵枢》是假，及细读之《素问》内不乏浅陋之语，而《灵枢》中亦有神化之言，要之《灵枢》，即从《素问》内分出无疑。

夫天以阴阳五行，化生万物气以成形，而理亦赋焉。故天食人以五气，五气偏胜则病；地食人以五味，五味偏胜则病。人具五志，五志偏用则病，病变千端，总不能外此而生。其治之之法，不过以所胜平之，真所谓要言不烦，入理最深者也。此本是专书，并非《素问》中一旦夕咀含至味乃出。

太阴阳明为表里，脾胃是也。生病而异何也？曰：阴阳异位，更虚更实，更逆更从，或从内，或从外，所从不同，故病异名也。阳者，天气也，主外，阴者，地气也，主内。阳道实，阴道虚，故犯贼风虚邪者，阳受之；食饮不节，起居不时，者阴受之。阳受之则入六腑，阴受之则入五脏。入六府则身热，不时卧，上为喘呼；入五脏则䐜满闭塞，下为飧泄，久为肠澼。喉主天气，咽主地气，阳受风气，阴受湿气。阴气从足上行至头而下行，循臂至指端，阳气从手上行至头而下行至足，故阳病者上行极而下，阴病者下行极而上。伤于风者，上先受之；伤于湿者，下先受之。脾病而四肢不用何也？曰：四肢皆禀气于胃，而不得至经，必因于脾，乃得禀也。今脾病不能为胃行其津液，四肢不得禀水谷气，气日以衰，脉道不利，筋骨肌肉，皆无气以生，故不用焉。脾不主时何也？曰：脾者，土也，治中央，常以四时长四藏，各十八日寄治，不得独主于时也。脾与胃以膜相连耳，而能为之行其津液，何也？曰：足太阴者，三阴也。其脉贯胃，属脾，络嗌，故太阴为之行气于三阴。阳明者，表也，五脏六腑之海也，亦为之行气于三阳。脏腑各因其经，而受气于阳明，故为胃行其津液（《素》太阴阳明论）。

仲景论中阳明病欲作痼瘕，是阳明转太阴也。转属阳明，是太阴转阳明也。与篇中更实更虚之说，正自相符，可信此为仲景所读之真经也。

东垣一生得力处，全在此篇。

三阴三阳，明明指十二经言也，但经脉自手太阴交手阳明，手阳明交足阳明，足阳明交足太阴，阴阳相贯，如环无端，断无越阴而专行三阳，越阳而专行三阴之理。末段问答，疑系后人所续。

又按：《神农本经》有健脾二字，而《素问》《灵》《难》缺焉不讲。彭偶见蜂之酿蜜，日则取花置窠，夜则张翅扇之，薨薨有声，花遂成蜜。因想脾在胃外，其中央以膜连胃，两旁悬空，如翅时时鼓扇，以助胃底真阳熏蒸消谷，则所谓健者，乃动而不息之意也。此第率臆而谈，尚未知有当否。

今夫热病者，皆伤寒之类也，或愈或死。其死皆以六七日之间，其愈皆以十日以上者，何也？曰：巨阳者，诸阳之属也。其脉连于风府，故为诸阳主气也。人之伤于寒也，则为病热，热虽甚不死。其两感于寒而病者，必不免于死。伤寒一日，巨阳受之，故头项痛，腰脊强；二日阳明受之，阳明主肉，其脉侠鼻，络于口，故身热目痛而鼻干，不得卧也；三日少阳受之，少阳主胆，其脉循胁络于耳，故胸胁痛而耳聋。三阳经络皆受其病，而未入于藏者，故可汗而已；四日太阴受之，太阴脉布胃中，络于嗌，故腹满而嗌干；五日少阴受之，少阴脉贯肾，络于肺系舌本，故口燥舌干而渴；六日厥阴受之，厥阴脉循阴器，而络于肝，故烦满而囊缩。三阴三阳五脏六腑皆受病，荣卫不行，五脏不通则死矣。其不两感于寒者，七日巨阳病衰，头痛少愈；八日阳明病衰，身热少愈；九日少阳病衰，耳聋微闻；十日太阴病衰，腹减如故，则思饮食；十一日少阴病衰，渴止不满舌干已而嚏；十二日厥阴病衰，囊从少腹微下，大气皆去，病日已矣。治之各通其藏脉，病日衰已矣。其未满三日者，可汗而已。其已满三日者，可泄而已。病热少愈，食肉则复，多食则遗，此其禁也。两感于寒者，病一日则巨阳与少阴俱病，则头痛口干而烦满；二日阳明与太阴俱病，则腹满身热不欲食谵言；三日少阳与厥阴俱病则耳聋囊缩而厥，水浆不入，不知人，六日死。五脏已伤，六腑不通，荣卫不行，如是之后，三日乃死，何也？曰：阳明者，十二经脉之长也其血气盛，故不知人，三日其气乃尽。凡病伤寒而成温者，先夏至日者为病温，后夏至日者为病暑，暑与汗皆出勿止（《素》热论）。

此论热病也。伤寒有五，热病乃其一耳。余俱散失，彭将《难经》补之，具于诊集中。夫痎疟皆生于风，其蓄作有时者何也？曰：疟之始发也，先起于毫毛，伸欠乃作，寒栗鼓颔，腰脊俱痛，寒去则内外皆热，头痛如破，渴欲冷饮，何气使然？曰：阴阳上下交争，虚实更作，阴阳相移也。阳并于阴则阴实而阳虚，阳明虚则寒栗鼓颔也。巨阳虚则腰背头项痛，三阳俱虚则阴气胜，阴气胜则骨寒而痛，寒生于内，故中外皆寒。阳盛则外热，阴虚则内热，外内皆热，则喘而渴，故欲冷饮也。此皆得之夏伤于暑热气，盛藏于皮肤之内，肠胃之外，此营气之所舍也。此令人汗空疏，腠理开，因得秋气，汗出遇风，及得之，以浴水气，舍于皮肤之内，与卫气并居者，卫气者昼日行于阳，夜行于阴，此气得阳而外出，得阴而内薄，内外相薄，是以日作。其气之舍深，内薄于阴，阳气独发，阴邪内著，阴与阳争不得出，是以间日而作也。其作日晏与其日早者，何气使然？曰：邪气客于风府，循膂而下卫气一日一夜大会于风府，其明日日下一节，故其作也。晏下至骶骨，其气上行，故作日益早也。其间日发者，由邪气内薄于五脏，横连膜原也。其道远，故间日乃作也。先寒而后热者，先伤于寒而后伤于风，名曰寒疟。先热而后寒者，先伤于风而后伤于寒，名曰瘅疟。其但热而不寒者，阴气先绝，阳气独发，则少气烦冤，手足热而欲呕，名曰瘅疟。经云：方其盛时必毁，因其衰也，事必大昌。疟之未发也，阴未并阳，阳未并阴，因而调之，真气得安，邪气乃亡（素疟论）。风者善行而数变，藏于皮肤之间，内不得通，外不得泄，腠理开则洒然寒，闭则热而闷。其寒也则衰饮食，其热也则消肌肉，使人怢栗而不能食，名寒热。风气与阳明入胃，循脉而上至目内眦，其人肥则风气不得外泄，则为热中而目黄。人瘦则外泄而寒，则为寒中而泣出。风气由太阳而入行诸脉俞，散于分肉之间，与卫气相干其道，不得使肌肉愤膜而有疡，卫气有所凝而不行，故其肉有不仁也。风气客于脉而不去，营气热腑，皮肤疡溃，其气不清，使鼻柱坏而色败，名曰疠风，或名寒热风。各从其门户所中，则为偏风。风气循风府而上则为脑风。风入系头，则为目风眼寒。饮酒中风，则为漏风。入房汗出中风，则为内风。新沐中风，则为首风。久风入中，则为肠风飧泄。外在腠理，则为泄风。故风者百病之长，变化无常也（《素》风论）。

风寒湿三气杂至，合而为痹也。其风气胜者为行痹，寒气胜者为痛痹，湿气胜者为著痹也。其风气胜者，易已；其入藏者，死（《素》痹论）。

肺热叶焦，则皮毛虚弱急薄者，著则生痿躄也。心气热则下脉厥而上，上则下脉虚，虚则生脉痿，枢折挈，胫纵不任地也。肝气热则胆泄口苦，筋膜干，筋膜干则筋急而挛，发为筋痿。脾气热则胃干而渴，肌肉不仁，发为肉痿。肾气热则腰脊不举，骨枯而髓减，发为骨痿。肺者，藏之长，为心之盖也，所求不得，则发肺鸣，鸣则肺热叶焦，故五藏因肺热叶焦发为痿躄也。悲哀太甚则包络绝，绝则阳气内动，发则心下崩，数溲血也。大经空虚，发为肌痹，传为脉痿，思想无穷，所愿不得，意淫于外，入房太甚，宗筋弛纵，发为筋痿及为白淫，生于肝使内也。有渐于湿，以水为事，肌肉濡渍，痹而不仁，发为肉痿，得之湿地也。远行劳倦，大热而渴，阳气内伐，热舍于肾，水不胜火，骨枯而髓虚，故足不任身，发为骨痿，生于大热也。肺热者，色白而毛败；心热者，色赤而络脉溢；肝热者，色苍而爪枯；脾热者，色黄而肉蠕动；肾热者，色黑而齿槁。治痿独取阳明何也？阳明者，五脏六腑之海，主润宗筋，主束骨而利机关也。冲脉者，经脉之海也，主渗灌溪谷，与阳明合于宗筋，阴阳总宗筋之会，会于气街，而阳明为之长，皆属于带脉，而络于督脉，故阳明虚则宗筋纵，带脉不引，足痿不用也（《素》痿论）。

手屈而不伸者，其病在筋；伸而不屈者，其病在骨（《灵》骨痹终始）。

营气虚则不仁，卫气虚则不用（《素》逆调论）。

肺心有邪，其气留于两肘；肝有邪，其气流于两腋；脾有邪，其气留于两髀；肾有邪，其气留于两腘（《灵》邪客）。

血与气并走于上，则为大厥，厥则暴死。气复反则生，不反则死（素调经论）。

所谓人中为瘖者，阳盛阴衰也。内夺而厥，则为瘖痱，此肾虚也。少阴不至者，厥也（阴衰之阴传本误作已，音相近也。《素》脉解）。

大怒则形气绝，而血菀于上，使人暴厥（暴传本误作薄，音相近也。《素》生气通天论）。

以上三节论厥病。厥者，逆也，下脉逆而上也。逆上则暴死。据经所论，一由于肝，一由于肾，初未尝及于风也。今人见此症俱称中风，而用风药，不知风药多升，益增其逆矣。至若《伤寒论》中所称之厥，乃手足逆冷，阴阳二气不相顺接之逆，与此不同。

起居不节，用力过度，则络脉伤，阳络伤则血外溢，血外溢则衄血。阴络伤则血内溢，血内溢则后血。肠胃之络伤则血溢于肠外，肠外有寒汁沫，与血相搏，则并合凝聚不得散而积成矣（《素》百病始生）。

久视伤血，久卧伤气，久坐伤肉，久立伤骨，久行伤筋，是为五劳所伤（《素》宣明五气）。

天有宿度，地有经水，兴有经脉，天地温和则经水安静，天寒地冻则经水凝泣，天暑地热则经水沸溢，卒风暴起则经水波涌而陇起。夫邪之入于脉也，寒则血凝泣，暑则气淖泽，虚邪（即风邪）因而入客，亦如经水之得风也。经之动脉，其至也，亦时陇起。其行于脉中，循循然，其至寸口中手也。时大时小，大则邪至，小则平，其行无常处，在阴与阳不可为度（《素》离合真邪论）。

怒则气上，喜则气缓，悲则气消，恐则气下，寒则气收，炅则气泄，惊则气乱，劳则气耗，思则气结。九气不同，何病之生？曰：怒则气逆，甚则呕血及飧泄，故气上矣。喜则气和志达，营卫通利，故气缓矣。悲则心系急，肺布叶举，而上焦不通，营卫不散，热气在中，故气消矣。恐则精郤郤则上焦闭，闭则气还，还则下焦胀，故气不行矣。寒则腠理闭，气不行，故气收矣。热则腠理开，营卫通，汗大泄，故气泄矣。惊则心无所倚，神无所归，虑无所定，故气乱矣。劳则喘息汗出，外内皆越，故气耗矣。思则心有所存，神有所归，正气留而不行，故气结矣（《素》举痛论）。

人有逆气不得卧，而息有音者，是阳明之逆也。足阳明之脉下行，今逆而上行，故息有音也。下经曰：胃不和则卧不安，此之谓也。起居如故，而息有音，此肺之络脉逆也。络脉之病人也微，故起居如故也。有不得卧，卧则喘者，是水气之客也。肾者水藏，主津液，并主卧与喘也（《素》逆调论）。

五脏六腑皆令人咳，非独肺也。肺咳之状，咳而喘息有音，甚则唾血。心咳之状，咳则心痛，喉中介介如梗状，甚则嗌肿喉痹。肝咳之状，咳则两胁下痛，甚则不可以转，转则两胠下满。脾咳之状，咳而右胁下痛，隐隐引肩背，甚则不可以动，动则咳剧。肾咳之状，咳则腰背相引而痛，甚则咳涎（《素》咳论）。

此非空谈也。考经脉篇，肝络注肺，肾脉入肺，心脉连肺，除本经自病外，三脏阴亏不能吸阳，致虚阳射肺作咳者颇多，细察脉证自得。

水与肤胀、鼓胀、肠覃、石瘕、石水，何以别之？曰：水始起也，目窠上微肿，如新卧起之状，其颈脉动，时咳，阴股间寒，足胫肿，腹乃大，其水已成矣。以手按其腹，随手而起，如裹水之状，此其候也。肤胀者，寒气客于皮肤之间，𪘨𪘨然不坚，腹大身尽肿，皮厚，按其腹窅而不起，腹色不变，此其候也。鼓胀者，腹胀身皆大，大与肤胀等也，色苍黄，腹筋起，此其候也。脾覃者，寒气客于肠外，与卫气相搏，气不得营，因有所系，癖而内著，恶气乃起，息肉乃生，其始生也，大如鸡卵，稍以益大，至其成，如怀子之状，久者离岁，按之则坚，推之则移，月事以时下。石瘕生于胞中，寒气客于子门，子门闭塞，气不得通，恶血当泻不泻，衃以留止，日以益大，状如怀子，月事不以时下，皆生于女子，可道而下（《灵》水胀）。

帝曰：其有不从毫毛生，五藏阳已竭也。津液充郭，其魄独居，精孤于内，气耗于外，形不可与衣相保，此四极急而动中，是气拒于内而形施于外，治之奈何？岐伯曰：平治以权衡，去宛陈莝，微动四极，温衣，缪刺其处，以复其形，开鬼门，洁净府，精以时复，五阳已布，疏涤五脏，故精自生，形自盛，骨肉相保，巨气乃平（《素》汤液醪醴）。

肾者，胃之关也。关门不利，故聚水而从其类也。其本在肾，其末在肺，皆聚水也（《素》水热穴）。面肿曰风，足胫肿曰水，目黄者黄疸，已食如饥者胃疸（《素》平人气象）。

阳引而上，卫外者也。因于寒，欲如运枢，起居如惊，神气乃浮因于暑，汗，烦则喘喝，静则多言。体若燔炭，汗出而散。因于湿，首如裹，湿热不攘，大筋缩短，小筋弛长，耎短为拘，弛长为痿。因于气，为肿，四维相代，阳气乃竭。阳气者，烦劳则张，精绝，辟积于夏，使人煎厥，目盲不可以视，耳闭不可以听，溃溃乎若坏都，汩汩乎不可止。有伤于筋，纵，其若不容，汗出偏沮，使人偏枯。汗出见湿，乃生痤痱膏粱之变，足生大丁。受如持虚，劳汗当风，寒薄为皶郁乃痤。阳气者，精则养神，柔则养筋，开阖不得，寒气从之，乃生大偻。陷脉为瘘，留连肉腠，俞气化薄，传为善畏，及为惊骇。营气不从，逆于肉理，乃生痈肿，魄汗未尽，形弱而气铄，穴俞以闭，发为风疟。故风者，百病之始也。清净则肉腠闭拒，虽有大风苛毒，莫之能害，此因时之序也。阴者藏精而起呕（二字疑误）也，阳者卫外而为固也，阴不胜其阳，则脉流疾薄，并乃狂。阳不胜其阴，则五藏气争，九窍不通。风客淫气、精乃亡，邪伤肝也。因而饱食，筋脉横解，肠澼为痔。因而大饮，则气逆。因而强力，肾气乃伤，高骨乃坏。凡阴阳之要，阳密乃固。阳强不能密，阴气乃绝。阴平阳秘精神乃治；阴阳离决，精气乃绝（《素》生气通天）。

二阳（阳明）之病发心脾，有不得隐曲，女子不月，其传为风消，其传为息贲者死，不治。三阳（太阳）为病，发寒热，下为痈肿及为痿厥腨痛其传为索泽，其传为颓疝。一阳（少阳）发病，少气善咳，善泄，其传为心掣，其传为隔。二阳一阴（厥阴）发病，主惊骇，背痛，善噫，暗欠，名曰风厥。二阴（少阴）一阳发病，善胀，心满善气。三阳三阴（太阴）发病，为偏枯，痿易，四肢不举（《素》阴阳别论）。

彭按：二阳指阳明经言，不指脏腑言。二阳之病发心脾者，阳明为多血之经，而血乃水谷之精气，假心火锻炼而成忧愁，思虑伤心，困及其子，不嗜饮食，血即无以资生，而阳明病矣。夫前阴总宗筋之所会，会于气街，而阳明为之长，故阳明病则阳事衰而不得隐曲也。太冲为血海，并阳明之经而行，故阳明病则冲脉衰，而女子不月也。

心移寒于肺，肺消。肺者饮一溲二，死不治。肺移寒于肾为涌水。涌水者，按腹不坚，疾行则鸣，濯濯如囊裹浆水，气客于大肠也。心移热于肺，传为膈消。胞移热于膀胱，则癃溺血。膀胱移热于小肠，膈肠不便，上为口糜。大肠移热于胃，善食而瘦，谓之食亦。胃移热于胆，亦曰食亦。胆移热于脑则辛颏。鼻渊者，浊涕下不止也。传为衄衊瞑目（《素》气厥论）。

少阴气至则啮舌，少阳气至则啮颊，阳明气至则啮唇（《灵》

口问）。

泄凡有五。胃泄者，饮食不化色黄（饮食入胃，从胃至小肠，渐渐变化。未及变化而出，知其病在胃。胃乃脾之府属土，故色黄）。脾泄者，腹胀满泄，注食即呕吐逆（即太阴病也论云：太阴之为病，腹满而吐，食不下，自利益甚，时腹自痛）。大肠泄者，食已窘迫，大便色白，肠鸣切痛（大肠乃肺之府，属金，故色白）。小肠泄者，溲而便脓血，少腹痛（小肠为心之府，属火，故便脓血。溲谓小便不闭）。大瘕泄者，里急后重，数至圊而不能便，茎中痛，名曰后重（瘕，结也。谓有凝结而成此。独言后重，则小肠泄之不后重可知矣）（五十七难）。

狂疾之始发，少卧而不饥，自高贤也，自辨智也，自倨贵也，妄笑好歌乐，妄行不休是也。癫疾始发，意不乐，僵仆直视，其脉三部阴阳俱盛是也（五十九难）。

诸风掉眩，皆属于肝；诸寒收引皆属于肾；诸气膹郁皆属于肺；诸湿肿满皆属于脾；诸热瞀瘛皆属于火；诸痛痒疮皆属于心；诸厥固泄皆属于下；诸痿喘呕皆属于上；诸禁鼓栗，如丧神守，皆属于火；诸痉项强皆属于湿；诸逆冲上皆属于火；诸胀腹大皆属于热；诸躁狂越皆属于火；诸暴强直皆属于风；诸病有声，鼓之如鼓皆属于热；诸病胕肿疼酸惊骇，皆属于火；诸转反戾，水液浑浊皆属于热；诸病水液澄澈清冷皆属于寒；诸呕吐酸，暴注下迫皆属于热（《素》至真要大论）。

此十九条乃业医之捷径也。历代名医无不熟读引用，河间刘氏尤奉为至宝，疏为《直格》。彭窃疑之，何则病同而虚实寒热不尽同，所以望闻问切不可偏废，既见一证，必须合诸现证而参观之，而后病之真情始得，若以皆属两字概之，则立十九方治之足矣。察脉辨证，俱为虚设，治病果若是之易易耶？即如诸胀腹大，实则为阳明属热，虚则为太阴属寒，何可云皆属于火？诸胕肿有水之始起属肾藏虚寒，更有气虚下坠，湿气外侵，何可云皆属于火？诸病有声，鼓之如鼓，如果皆属于火，何仲景于腹中雷鸣下利，偏用生姜泻心汤，寒热并施也？诸病水液澄澈清冷，如果皆属于寒，何仲景于下利清水，色纯青，口干舌燥者，且用大承气汤急下之也？诸呕吐酸一症，丹溪主火，东垣主寒，施之于病，各有应验，则皆属于热之说，亦良非定论矣。种种一偏之见，实出粗工伪造，彭细拈出，与有识者共商之。

《医经读》病集终

诊 集

病不出外因五气相感，内因脏腑偏胜，诊得其因方可论治。若云某脉头痛，某脉脚痛，不及病因者徒夸，不问知患暂骇人听，终无实效，概置不录。

尺内两旁，则季胁也。尺外以候肾，尺内以候腹，中附上左外以候肝，内以候鬲，右外以候胃，内以膻脾。上附上右，外以候肺，内以候胸中，左外以候心，内以候膻中，前以候前，后以候后。上竟上者，胸喉中事也；下竟下者，少腹腰股膝胫足中事也（《素》脉要精微）。

此分候五脏之定位也。其内外两字难解一说，诊脉其手，必伸当以近尺泽处为内，近鱼际处为外。若然则肝在鬲下而云外以候肝，内以候鬲，在膻中之下，而云外以候心，内以候膻中，则与上以候上，下以候下之说左矣。一说人之端拱则当，以近尺泽处为外，近鱼际处为内，若然则心肝两句与上以候上，下以候下，适相合，而与前以候前后以候后不相谋矣。彭窃以为内外者，即前以候前，后以候后也。盖人身背为阳，腹为阴，人垂两手以掌向前，则手之三阴在前，三阳在后，与腹背相应，近身后为外，其脉应在沉部，以沉脉近后故也。近身前为内，其脉应在浮部，以浮脉近前故也。如肾与腹中同在尺部上见，而肾在腹中之后，故尺之沉部候肾，尺之浮部候腹中。附上者，掌后寸许按之有高骨陇起是也，即名关上。肝与鬲同在左附上见，而肝在鬲之后，故左附上沉部候肝，浮部候鬲。脾与胃同在右附上见，而脾在胃之前，故右附上沉部候胃，浮部候脾。上附上，即寸部也。肺近后胸近前，故右上附沉部候肺，浮部候胸中。心近后，膻中近前，故左上附沉部候心，浮部候膻中。如是则前后俱合矣。

独小者病，独大者病，独疾者病，独迟者病，独热（疑作滑）者病，独寒（疑作涩）者病，独陷下者病（《素》三部九候）。

此数语乃诊病之要诀。鄙者恐世尽知，竟以寒热易去经文二字，殊属无解。诸急多寒，缓者多热，大者多气少血，小者血气皆少，滑者阳气盛，微有热，涩者多血少气微有寒（《灵》邪气脏腑病形）。

急，紧也，非弦也。仲景云："脉浮而紧者，名曰弦也"。弦者，状如弓弦，按之不移也。脉紧者，如转索之无常也。缓者，弱也，非迟也，故主热。

尺寸者，脉之大要会也。从关至尺名尺内，阴之所治也。从关至鱼名寸口，阳之所治也（二难）。尺寸分阴阳，仲景亦宗此法。

关之前者，阳之动也，当见九分而浮过曰太过。减曰不及，上鱼为溢为外，关内格此，阴乘脉也。关以后者，阴之动也，当见一寸而沉，过曰太过，减曰不及，入尺为覆，为内关外格，此阳乘脉也，是真藏之脉不病而死也（三难）。

覆溢为真，真藏死脉，未必尽应，其尺寸应见长短，不可不知，故录之。

呼出心与肺，吸入肝与肾。呼吸之间，脾受谷味也。其脉在中，浮者阳也，沉者阴也。心肺俱浮，浮而大散者，心也；浮而短涩者，肺也。肾肝俱沉，牢而长者，肝也；按之濡，举指来实者，肾也。脾在中州，故脉亦在中。六脉者，浮沉长短滑涩也。浮滑长阳也，沉短涩阴也。脉有一阴一阳者，沉而滑；一阴二阳者，沉而滑长也；一阴三阳者，浮滑而长时一沉也，各以其经名病逆从也

（四难）。

首四句乃人身机括灵动处，当细玩之脉有伏匿者，谓脉居阴部而反阳脉见者，为阳乘阴也，虽时沉涩而短，此阳中伏阴也。脉居阳部而反阴脉见者，为阴乘阳也，虽时浮滑而长，此阴中伏阳也。重阳者，狂；重阴者，癫；脱阳者，见鬼；脱阴者目盲（二十难）。

初持脉时，如三菽之重，与皮毛相得者，肺部也。如六菽之重，与血脉相得者，心部也。如十二菽之重，与筋平者，肝部也。按之至与骨，举指来疾者，肾部也（五难）。

浮之损小，沉之实大，阴盛阳虚也。沉之损小，浮之实大，阳盛阴虚也（六难）。

春弦夏钩，秋毛冬石者，四时之脉也。春脉濡弱而长，故曰弦；夏脉来疾去迟，故曰钩；秋脉轻虚以浮，故曰毛；冬脉沉濡而滑，故曰石（十五难）。

春脉如弦。春脉者，肝也，东方木也，万物之所以始生也。其来濡弱轻虚而滑，端直以长，故曰弦。若来实而强，此为太过，病在外，其来不实而微，此为不及，病在中。太过则令人善忘，忽忽眩冒而颠疾；其不及则令人胸痛引背下，则两胁胠满夏脉如钩。夏脉者，心也，南方火也，万物之所以盛长也。其来盛去衰，故曰钩。若来盛去亦盛，此为太过，病在外；其来不盛去反盛，此为不及，病在中。太过则令人身热而肤痛，为浸淫；其不及则令人烦心上见咳唾，下为气泄。秋脉如浮。秋脉者，肺也，西方金也，万物之所以收成也。其来轻虚以浮，来急去散，故曰浮。若来毛而中央坚两旁虚，此为太过，病在外；其来毛而微，此为不及，病在中。太过则令人逆气而背痛，愠愠然，其不及则令人喘，呼吸少气而咳，上气见血，下闻病音。冬脉如营。冬脉者，肾也，北方水也，万物之所以合藏也。其来沉以搏，故曰营。若来如弹石，此为太过，病在外；其去如数者，此为不及，病在中。太过则令人解㑊，脊脉痛而少气，不欲言；其不及则令人心悬，如病肌胕中清，脊中痛，少腹满，小便变。脾脉者，土也，孤藏，以灌四旁者也。善者不得见，恶者可见。其来如水之流者，此为太过病在外；如鸟之喙者，此为不及，病在中。太过则令人四支不举；其不及则令人九窍不通，名曰重强（《素》王机真藏）。

春胃微弦曰平，弦多胃少曰肝病，但弦无胃曰死（脉弱以滑，是有胃气。出素问玉机真藏）。胃而有毛曰秋病，毛甚曰今病，藏真散于肝，肝藏筋膜之气也。夏胃微钩曰平，钩多胃少曰心病，但钩无胃曰死。胃而有石曰冬病，石甚曰今病，藏真通于心，心藏血脉之气也。长夏胃微软弱曰平，弱多胃少曰脾病，但代无胃曰死。软弱有石曰冬病，石甚曰今病，藏真濡于脾，脾藏肌肉之气也。秋胃微毛曰平，毛多胃少曰肺病，但毛无胃曰死。毛而有弦曰春病，弦甚曰今病，藏真高于肺，以行营卫阴阳也。冬胃微石曰平，石多胃少曰肾病，但石无胃曰死。石而有钩曰夏病，钩甚曰今病，藏真下于肾，肾藏骨髓之也（《素》平人气象）。

经言：见其色而不得其脉，反得相胜之脉者即死，得相生之脉者病。即是已何谓也？曰：五脏有五色，皆见于面，当与脉相应。假令色青，脉当弦而急；色赤，脉当浮大而散；色黄，脉当中缓而大；色白脉当浮涩而短；色黑，脉当沉濡而滑，此为相应也。五脏各有声色臭味，皆当与脉相应。其不应者，病也。假令色青（肝木），其脉浮涩而短（肺金克肝木）；若大而缓（脾土肝木克之）为相胜，或浮大而散（心火乃肝木所生），或小而滑（肾水能生肝木），为相生也（十三难）。

十变言肝色青，其臭臊，其味酸，其声呼，其液泣。心色赤，其臭焦，其味苦，其声言，其液汗。脾色黄，其臭香，其味甘，其声歌，其液涎。肺色白，其臭腥，其味辛，其声哭，其液涕。肾色黑，其臭腐，其味咸，其声呻，其液唾。（三十四难）。

肝主色，心主臭，脾主味，肺主声，肾主液（四十难）。

假令得肝脉，其外证善洁，面青善怒；其内证齐，左有动气，按之牢。若痛，其病四支满闭，淋溲便难，转筋。有是者，肝也；无是者非也。假令得心脉，其外证面赤口干，善笑；其内证齐上有动气，按之牢若痛。其病烦心，心痛，掌中热，而碗。有是者心也；无是者，非也。假令得脾脉，其外证面黄，善噫，善思，善味；其内证当齐有动气，按之牢若痛。其病腹胀，满食不消，体重节痛，怠惰嗜卧，四支不收。有是者，脾也；无是者非也，假令得肺脉，其外证面白，善嚏，悲愁不乐，欲哭；其内证齐右有动气，按之牢若痛。其病喘咳，洒淅寒热。有是者，肺也；无是者，非也。假令得肾脉，其外证面黑，善恐欠；其内证齐下有动气，按之牢若痛。其病逆气，小腹急，痛泄，如下重，足胫寒而逆。有是者，肾也，无是者非也。（十六难）。

心脉搏坚而长，当病舌卷不能言。其软而散者当，消环自己。肺脉搏坚而长，当病唾血。其软而散者，当病灌汗，至今不复也。肝脉搏坚而长，色不青，当病坠，若搏因血在胁下，令人喘逆。其软而散色泽者，当病溢饮，溢者，渴暴多饮而易入于肌皮肠胃之外也。胃脉搏坚而长，其色赤，当病折髀。其软而散者，当病食痹。脾脉搏坚而长，其色黄，当病少气。其软而散色不泽者，当病足胕肿，若水状也。肾脉搏坚而长，其色黄而赤者，当病折腰。其软而散者，当病少血，至今不复也。粗大者，阴不足，阳有余，为热中也。来疾去徐，上实下虚，为厥巅疾；来徐去疾，上虚下实，为恶风也。沉细数者，少阴厥也；浮而散者，为眴仆（素脉要精微）。寸口脉沉而横曰胁下有积，腹中有横积痛。脉急曰疝瘕，少腹痛，脉滑曰风，脉涩曰痹，缓而滑曰热中，盛而紧曰胀，尺脉缓涩谓之解亦安卧，脉盛谓之脱血，尺涩脉滑谓之多汗，尺寒脉细谓之后泄，尺粗常热谓之热中（《素》平人气象）。

结阳者肿四支，结阴者便血。阴阳结斜多阴少阳曰石水，少腹肿。二阳结谓之消，三阳结谓之隔，三阴结谓之水，一阴一阳结谓之喉痹。阴搏阳别谓之有子。阴阳虚，肠澼，死阳。加于阴谓之汗，阴虚阳搏谓之崩（《素》阴阳别）。

阴搏阳别王太仆云：阴尺中也。搏谓搏触于手也。尺脉搏击与寸脉迥别，孕子兆也。此为确论。盖胎在腹中，则气血护胎，自然盛于腹中，尺里以候腹中，尺独搏击，与寸迥别，理固然也。推之左搏为男右搏为女，理亦无二。而丹溪独云，以医人之左右手而言，则医人之手以左诊右，以右诊左。又是妊妇之左搏为女，右搏为男矣。想亦试验而云，然不敢妄以为非。

妇人足少阴脉动甚者，妊子也（《素》平人气象）。

动者大如豆粒，厥厥动摇也。王太仆作手少阴脉，在掌后，锐骨下陷中，直对小指，非太渊脉，谅必有所据，全元起作足少阴于尺内，求之尺里，以候腹中，尤为近理。

何以知怀子之且生也？曰：身有病而无邪脉也（《素》腹中论）。

女子以肾系胞，三部浮沉正等，按之不绝者，妊子也。

彭按：人秉不同，脉亦各异。娠妇有见动脉者，有不见动脉者，有见搏击者，有不见搏击者，总之尺脉坚实，与寸脉迥别为据耳。列有尺寸同等，而亦怀娠者，当于浮沉求之。其按之不绝者，肾实也。

人一呼脉再动，一吸脉再动，呼吸定息脉五动，名曰平人。一呼脉一动一吸脉一动曰少气。一呼脉三动，一吸脉三动而躁，尺热曰病温尺不热，脉滑曰病风；脉涩曰痹（温风痹三句俱顶三动来句句有数字在内）。一呼脉四动以上曰死。脉绝不至曰死。乍疏乍数曰死（《素》平人气象）。

经言：脉有损至，何谓也？曰：一呼再至曰平，三至曰离经，四至曰夺精，五至曰死，六至曰命绝，此至之脉也。一呼一至曰离经，再呼一至曰夺精，三呼一至曰死，四呼一至曰命绝，此损之脉也。至脉从下上，损脉从上下也。一损损于皮毛，皮聚而毛落；二损损于血脉，血脉虚少，不能营于五脏六腑；三损损于肌肉，肌肉消瘦，饮食不能为肌肤；四损损于筋，筋缓不能自收持；五损损于骨，骨痿不能起于床。从上下者骨痿，不能起于床者，死。从下上者皮聚而毛落者死。损其肺者，益其气；损其心者，调其营卫；损其脾者，调其饮食，适其寒温；损其肝者，缓其中；损其肾者，益其精，此治损法也（十四难）。

东垣云虚损之疾，寒热因虚而感也。感寒则损阳，上损渐及于下，治宜辛甘淡，过于胃则不可治也。感热则损阴，下损渐及于上，治宜苦酸碱，过于脾则不可治也。损及于下，妇人月水不通，故心肺损，其色弊；肝肾损，则形痿；脾胃损，则谷不化。吴门叶氏前辈云：食少便溏损及中州，病已过半。此语尤为显快。

一呼三至，一吸三至为适。得病前大后小，即头痛目眩；前小后大，即胸满短气。一呼四至，一吸四至，病欲甚。脉洪大者苦满，沉细者腹中痛，滑者伤热，涩者中雾露（此四句俱顶四至来）。一呼五至，一吸五至其人当困。沉细夜加，浮大昼加，不大不小，虽困可治。其有大小者，难治。一呼六至一吸六至者，死。沉细夜死，浮大昼死。一呼一至一吸一至名曰损，人虽能行，即当著床，血气皆不足故也。再呼一至，再吸一至人虽能行，不久死也，名曰无魂，又曰行尸（十四难）。

数者，府也。迟者，藏也。数则为热，迟则为寒。诸阳为热，诸阴为寒（九难）。

伤寒有五，有中风，有伤寒，有湿温，有热病，有温病。中风之脉，阳浮而滑，阴涩而弱；湿温之脉，阳浮而弱，阴小而急；伤寒之脉，阴阳俱盛而紧涩；热病之脉，阴阳俱浮，浮之而滑，沉之散涩；温病之脉，行在诸经，不知何经之动也。各随其经所在而取之（五十八难）。

邪气盛则实，精气夺则虚。肠澼便血，何如？身热则死，寒则生。肠澼下白沫，何如？脉沉则生，脉浮则死。肠澼下脓血，何如？脉悬绝则死，滑大则生。肠澼之属，身不热，脉不悬绝，何如？滑大者生，悬涩者死，以藏期之。癫疾何如，脉搏大滑久自己，小坚急死不治。消瘅何如？脉实大，病久可治。悬小坚，病久不可治（《素》通评虚实）。

少阳之至，乍大乍小，乍短乍长；阳明之至，浮大而短，太阳之至，洪大而长；太阴之至，紧大而长；少阴之至紧细而微；厥阴之至，沉短而敦，此非平脉，亦非病脉，皆王脉也。冬至后得甲子，少阳王；复得甲子阳明王；复得甲子太阳王；复得甲子太阴王；复得甲子少阴王；复得甲子厥阴王王各六十日，六六三百六十日，以成一岁。此三阳三阴之旺时日大要也（七难）。

寸口脉平而死者，生气独绝于内，谓肾间动脉也（八难）。

上部有脉，下部无脉，其人当吐不吐者，死。上部无脉，下部有脉，虽困无能为害。人之有尺，犹树之有根，枝叶虽枯，根将自生。脉有根本，有元气，故知不死（十四难）。

经言：脉不满五十动而一止，一脏无气者，何脏也？曰：吸随阴入，呼因阳出。今吸不能至肾至肝而还，故知一脏者，肾脏也（十一难）。

数动一代者，病在阳之脉也，泄及便脓血（《素》脉要精微）。

有所惊骇，脉不至。若喑，不治自已（《素》大奇论）。

诸疟而脉不见，刺十指间出血，血出必已（《灵》刺疟论）。

病若闭目不欲见人者，当得肝脉强急而长，反得肺脉浮短而涩者，死也。病若开目而渴，心下牢者，脉当紧实而数，反得沉涩而微者，死也。病若吐血衄衄，脉当沉细，反浮大而牢者，死也。病若谵语妄言，身当有热，脉当洪大，而反手足厥逆，脉沉细而微者，死也。病若大腹而泄，脉当微细而涩，反紧大而滑者，死也（十七难）。

右胁有积气，肺脉当结，结甚则积甚，结微，则积微不见结脉，当得沉伏，其外痼疾同法。结者，脉来去时一止，无常数也。伏者，脉行筋下也。浮者，脉在肉上行也。左右表里皆相应，假令脉结伏而内无积聚，脉浮结而外无痼疾，或内有积聚而脉不结伏，外有痼疾而脉不浮结，是为脉不应病，病不应脉，死（十八难）。

男子尺脉恒弱，女子尺脉恒盛。男得女脉为不足，病在内，左得之病在左右得之病在右；女得男脉为太过，病在四支，左得之病在左，右得之病在右（十九难）。

真肝脉至，中外急如循刀刃，责责然如按琴弦，色青白不泽，死。真心脉至，坚而搏，如循薏苡子，累然色赤黑不泽，死。真肺脉至，大而虚，如以毛羽中，人肤色白赤不泽，死。真肾脉至，搏而绝，如指弹石辟辟然，色黄黑不泽，死。真脾脉至，弱而乍数乍疏，色黄青，不泽，死（《素》玉机真藏）。

脉出于气口，色见于明堂（《灵》五阅五使）。

明堂者，鼻也（脾土），阙者，眉间也（肝木）。庭者，颜也（额上心火）。蕃者，颊侧也（肺金）。蔽者，耳门也（肾水）。赤色出两颧，大如母指者，病虽小愈，必卒死（颧属肺金，赤属心火，火来克金，故曰必死）。黑色出于庭，大如母指，必不病而卒死（庭属心火，黑为水色，水来克火，故曰必死。此一隅之举也。余部可以类推。灵五色论）。

瞳子高者，太阳不足（津液不足）。戴眼者，太阳已绝（《素》三部九候论）。

中盛藏满，气胜伤恐，声如从室中言者，是中气之湿也。言而微，终日乃复言者，此夺气也。衣被不敛，言语善恶，不避亲疏者，此神明之乱也。头者，精明之府，头倾视深，精神将夺矣。背者，胸中之府，背曲肩随，府将坏矣。腰者，肾之府，转摇不能，肾将惫矣。膝者，筋之府，屈伸不能，行则偻附，筋将惫矣。骨者，髓之府，不能久立，行则振掉，骨将惫矣。阴盛则梦涉大水恐惧，阳盛则梦大火燔灼，阴阳俱盛则梦相杀毁伤，上盛则梦飞，下盛则梦堕，甚饱则梦与，甚饥则梦取，肝气盛则梦怒，肺气盛则梦哭，短虫多则梦聚众，长虫多则梦相击毁伤（《素》脉要精微）。

出入废则神机化灭，升降息则气立孤危（六微旨）。

《医经读》诊集终

治　集

《内经》治法，详于针灸，略于药饵。然其所论气味，大体已具。若能触类旁通，用之亦觉不竭耳。

阴之所生，本在五味，阴之五宫，伤在五味。味近于酸，肝气以津，脾气乃绝；味近于咸，大骨气劳、短肌，心气抑；味过于甘，心气喘满，色黑，肾气不衡；味过于苦，脾气不濡，胃气乃厚；味过于辛，筋脉沮弛，精神乃央（《素》生气通天论）。

肝苦急，急食甘以缓之。心苦缓，急食酸以收之。脾苦湿，急食苦以燥之。肺苦气上逆，急食苦以泄之。肾苦燥，急食辛以润之。开腠理，致津液，通气也（《素》藏象法时论）。

肝欲散，急食辛以散之，用辛补之，酸写之。心欲软，急食咸以软之，用咸补之，甘写之。脾欲缓，急食甘以缓之，用苦写之，甘补之。肺欲收，急食酸以收之，用酸补之，辛写之。肾欲坚，急食苦以坚之，用苦补之，咸写之（《素》藏象法时论）。

辛走气，气病无多食辛；咸走血，血病无多食咸；苦走骨，骨病无多食苦；甘走肉，肉病无多食甘；酸走筋，筋病无多食酸（《素》宣明五气）。

多食咸，则血凝泣而色变；多食苦，则皮槁而毛拔；多食辛，则筋急而爪枯；多食酸，则肉胝胎而唇揭；多食甘，则骨痛而发落（《素》五藏生成）。

肝色青，宜食甘，粳米、牛肉、枣、葵皆甘。心色赤，宜食酸，小豆、犬肉、李、韭皆酸。肺色白，宜食苦，麦、羊、肉、杏、薤皆苦。脾色黄，宜食咸，大豆、豕、肉、栗、藿皆咸。肾色黑，宜食辛，黄、黍、鸡肉、桃、葱皆辛，辛散，酸收，甘缓，苦坚，咸软。毒药攻邪，五谷为养，五果为助，五畜为益，五菜为充，补益精气（《素》藏气法时论）。

君一臣二，奇之制也。君二臣四，偶之制也。君二臣三，奇之制也。君二臣六，偶之制也。近者奇之，远者偶之，汗者不以奇，下者不以偶。补上治上，制以缓，补下治下，制以急。急则气味厚，缓则气味薄。近而奇偶小其服，远而奇偶大其服。大者数少，小者数多。奇之不去，则偶之，是谓重方。偶之不去，则反佐以取之。所谓寒热温凉，反从其病也（《素》至真要大论）。

君一臣二，制之小也。君一臣三佐五，制之中也。君一臣三佐九制之大也。高者抑之，下者举之，有余拆之，不足补之。寒者热之，热者寒之，微者逆之，甚者从之，劳者温之，结者散之，急者缓之，收者散之，损者益之，惊者平之。逆者正治，从者反治。热因寒用，寒因热用，塞因塞用，通因通用。必伏其所主，而先其所因。其始则同，其终则异。诸寒之而热者，取之阴；热之而寒者，取之阳，求其属也。

主病之谓君，佐君之谓臣，应臣之谓使，非上下三品之谓也（《素》至真要大论）。

此论治病之定法。其高者二句，更觉有味。前阴阳大论中，高者因而越之，下者引而竭之，治实邪法也。此高者抑之，下者举之，治虚气之升降也。喻嘉言云：人身阴阳，相抱不离，阳欲上脱，阴下吸之，则不能脱；阴欲下脱，阳上吸之，则不能脱。故气虚之人多下陷，阴虚之体多上升，治之者，不特补气补血已也，当用灵动之药，升降阴阳为妥。高者其气多升少降，抑之者有镇坠一法，有潜伏一法，有纳气一法，有引阳归宅一法，何莫非抑之之义？下者其气多降少升，举之者有升提清气一法，有用大气举之一法，有用诸角本乎天者亲上一法，何莫非举之之义？读此觉东垣论升为春生之令主生万物降为秋冬之令主杀万物之说犹偏而不全。

病在上取之下，病在下取之上，病在中旁取之。治热以寒，温而行之；治寒以热，凉而行之；治温以清，冷而行之；治清以温，热而行之（《素》五常政大论）。

大毒治病，十去其六；常毒治病，十去其七；小毒治病，十去其八；无毒治病，十去其九，谷肉果菜食养尽之，无使过之，伤其正也。不尽行复如法（《素》五常政大论）。

热无犯热，寒无犯寒。发表不远热，攻里不远寒。木郁达之，火郁发之，土郁夺之，金郁泄之，水郁折之（《素》六元正纪大论）。

有病心腹满，旦食不能暮食，名为鼓胀，治以鸡矢醴，一剂知二剂已。有治胸胁支满妨于食，病至先闻腥臊臭，出清液，先唾血，四支清，目眩，时时前后血，病名血枯。此得之年少时有所大脱血。若醉入房，中气竭，肝伤，故月事衰少不来，以四乌鲗骨一芦茹二物并合之丸以雀卵、大如小豆，以五丸为后饭饮，以鲍鱼汁，利伤中及伤肝也（《素》腹中论）。

此以下经未必真而方则古矣，用甚有验故录之。

有病怒狂者，生于阳也。阳气暴折而难决，故善怒也病名阳厥。夫食入于阴，长气于阳，故夺其食即已，以生铁落为饮，生铁落下气疾也。有病身热，懈惰汗出如浴，恶风少气，病名酒风。治以泽泻术各十分，麋衔五分，合以三指撮为后饭（《素》病能论）。

有病口甘者，此五气之溢也，名曰脾瘅，此人必数食甘美而多肥也。肥者令人内热，甘者令人中满，故其气上溢，转为消渴。治之以兰，除陈气也（《素》奇病论）。

刺寒痹药熨法用陈酒二十斤蜀椒一斤，干姜一斤，桂心一斤，凡四种皆㕮咀，渍酒中，用绵絮一斤，细白布四丈，并内酒中，置酒马矢煴中，盖封涂，勿使泄，五日五夜出，布絮绵曝干之干复渍，以尽其汁，每渍必晬其日乃出干。干，并用滓与绵絮，复布为复巾，长六七尺，为六七巾，用生桑炭炙巾，以熨寒痹所刺之处，令热入至于病所。寒，复炙巾以熨之，三十遍而止。汗出以巾拭身，亦三十遍而止。起步内中，无见风。每刺必熨，此所谓纳热痹可已（《素》寿夭刚柔）。

足阳明之筋病，卒口僻，急者目不合，热则筋纵，目不开。颊筋有寒，则急引颊移口，有热，则筋弛缓不收，故僻。治以马膏，膏其急者，以白酒和桂以涂其缓者，以桑钩钩之，即以桑炭置之坎中，高下以坐等，以膏熨急颊，且饮美酒，啖炙肉。不饮酒者，强之为之，三拊而已。治在燔针劫刺，以知为度（《灵》经筋）。

人目不瞑者，卫气行于阳，不得入于阴也。行于阳则阳气盛，不得入于阴则阴虚，故目不瞑。饮以半夏汤一剂，阴阳通，其卧立至。其方以流水千里外者，八升扬之万遍，取其清五升，炊以苇薪，火沸置秫一升，治半夏五合，徐炊，令至一升半，去滓。饮汁一小杯，日三，稍益，赤度。以知为度其病新发者，覆杯即卧；久者，三饮而已（《灵》邪客）。

附运气辨

甲己之岁，土运统之；乙庚之岁，金运统之；丙辛之岁，水运统之；丁壬之岁，木运统之；戊癸之岁，火运统之（天元纪）。

天以六为节，地以五为制，君火以名，相火以位（天元纪）。

子午之岁，上见少阴，丑未之岁，上见太阴；寅申之岁，上见少阳；卯酉之岁，上见阳明；辰戌之岁，上见太阳；己亥之岁，上见厥阴（天元纪）（上见又名司天）。

厥阴之上，风气主之；少阴之上，热气主之；太阴之上，湿气主之；少阳之上，相火主之；阳明之上，燥气主之；太阳之上，寒气主之（天元纪）。

彭思正误，必先正名，名正而误自见。如三阴三阳，人身之经脉名也，以其行于手足之阳，故谓之手足，三阳行于手足之阴，故谓之手足。三阴内连脏腑，有形有质，非若老少阴阳空论理气，可以到处配合也。又如在天为风，在地为木，在藏为肝；在天为热，在地为火，在藏为心；在天为湿，在地为土，在藏为脾；在天为燥，在地为金，在藏为肺；在天为寒，在地为水，在藏为肾，此是医经妙谛，即运气篇中，亦尝引用，非以五行之气，天地人一线贯通有断断不可移易者耶！今乃云少阴之上，热气主之，则偏举其心，而遗漏其肾矣。又云：太阴之上，湿气主之，则举偏其脾，而遗漏其肺矣。若云阳明燥气，指大肠言，即所以言肺。太阳寒气指膀胱言，即所以言肾。若然则同一论五行，何以论风热湿，则以藏言？论寒燥独以府言？无非欲勉强配合三阴三阳而已。况五行之外，硬添一火，谓其火有阴阳二种也，不思火有阴阳，金木水土独无阴阳二种乎？何以绝不分举也？且中见一条，明明指脏腑表里言，然亦颇有误处。若一指出，立见其谬。何则？少阴与太阳为表里者，心与小肠，肾与膀胱也。今论太阳止曰寒气治之，中见少阴；论少阴则曰热气治之，中见太阳，则是心与膀胱为表里也。错乱如此，可谓经文乎？然历代名医，除扁鹊、仲景外，无不引用，故录而辨之。

上见厥阴，左少阴右太阳；见少阴，左太阴；右厥阴见太阴，左少阳右少阴；见少阳，左阳明右太阴；见阳明，左太阳右少阳；见太阳，左厥阴右阳明（五运行此司天之左右间气）。

厥阴在上，则少阳在下，左阳明右太阴。少阴在上，则阳明在下，左太阳右少阳。太阴在上，则太阳在下，左厥阴右阳明。少阳在上，则厥阴在下，左少阴右太阳。阳明在上，则少阴在下，左太阴右厥阴。太阳在上，则太阴在下，左少阳右少阴（五运行，在下即在泉，在泉亦有左右间气）。

少阳之右，阳明治之；阳明之右，太阳治之；太阳之右，厥阴治之；厥阴之右，少阴治之；少阴之右，太阴治之；太阴之右，少阳治之；此谓气之标也（六微旨）。

少阳之上，火气治之，中见厥阴。阳明之上，燥气治之，中见太阴。太阳之上，寒气治之，中见少阴。厥阴之上，风气治之，中见少阳。少阴之上，热气治之，中见太阳。太阴之上，湿气治之，中见阳明。所谓本也，本之下中之见也。见之下，气之标也。天枢之上，天气主之；天枢之下，地气主之；气交之分，人气从之（六微旨）。

应天为天符，承岁为岁直，三合为治（天元纪）。

木运临卯，火运临午，土运临四季，金运临酉，水运临子，所谓岁，会气之平也（六微旨岁会即岁直）。

土运之岁上见太阴；火运之岁，上见少阳，少阴；金运之岁，上见阳明；木运之岁，上见厥阴；水运之岁，上见太阳，天与之会也（同上天会即天符）。

天符与岁会合，此太乙天符也（六微旨）。

天符为执法，岁会为行令，太乙天符为贵人。中执法者，其病速而危；中行令者，其病徐而持；中贵人者，其病暴而死（六微旨）。

厥阴司天，其化以风；少阴司天，其化以热；太阴司天，其化以湿；少阳司天，其化以火；阳明司天，其化以燥；太阳司天，其化以寒，以所临藏位命其病也。地化同候，间气皆然。司左右者，是为间气主岁。纪，岁间气纪步（至真要大论）。

果如此，治病只看历日足矣，何须胗脉？

显明（春分）之右，君火之位也。君火之右，退行一步（小满），相火治之。复行一步（大暑），土气治之。复行一步（秋分），金气治之。复行一步（小雪），水气治之。复行一步（大寒），木气治之。复行一步，君火治之。相火之下，水气承之；水位之下，土气承之；土位之下，风气承之；风位之下，金气承之；金位之下，火气承之；君火之下，阴精承之。亢则害，承乃制（六微旨）。

按五行相生，木生火，火生土，土生金，金生水，水复生木五行相克，木克土，土克水，水克火，火克金，金复克木，皆如环无端，此固天地自然之理也。自一火分为二火，五行变作六行，如环者断矣。五行旋转之余，忽赘君火之下，阴精承之，试问阴精下，又何物承之耶？

六元正纪一篇，以甲子排列年分，不异星卜选择之书，难以备录。约而言之，除天符岁直外，其论五运有三，曰大运、主运、客运。大运又名中运，主一岁之气，甲巳土运为宫，乙庚金运为商，丙辛水运为羽，丁壬木运为角，戊癸火运为征。阳年为太阴年为少。欲知主运客运，须明五运分步。大寒日交初运角（木），春分后第十三日交二运征，（火）芒种后十日交三运宫（土），处暑后七交四运商（金），立冬后四日交终运羽（水）。阳年为太阴年为少。如甲为阳年，土运太宫作主，太少相生，则太角起初运少征，二运太宫，三运少商，四运少羽，终运巳为阴年。土运少宫作主，则少涌起初运，太征二运，少宫三运，太商四运，少羽终运，此为主运。又如甲为阳年，土运太宫作主。即以太宫加初运，少商加二运，太羽加三运，少角加四运，太征加终运。此为客运也。

北政之岁，少阴在泉，则寸口不应；厥阴在泉，则右不应；太阴在泉，则左不应。南政之岁，少阴司天，则寸口不应；厥阴司天，则右不应；太阴司天，则左不应。北政之岁，三阴在下，则寸不应；三阴在上，则尺不应。南政之岁，三阴在天，则寸不应；三阴在泉，则尺不应。左右同（《素》至真要大论）。

诸气在泉，风淫于内，治以辛凉，佐以苦，以甘缓之，以辛散之。热淫于内，治以咸寒，佐以甘苦，以酸收之，以苦发之。湿淫于内，治以苦热，佐以酸淡，以苦燥之，以淡泄之。火淫于内，治以咸冷，佐以苦辛，以酸收之，以苦发之。燥淫于内，治以苦温，佐以甘辛，以苦下之。寒淫于内，治以甘热，佐以苦辛，以咸写之，以辛润之，以苦坚之（《素》至真要大论）。

《医经读》治集终

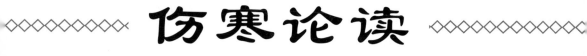

伤寒论读

凡　例

一病与伤寒相类，人不能辨，通称伤寒，今古皆然。扁鹊、仲景明知不尽伤寒，然不称伤寒，人不知所论何病，故《难经》曰伤寒有五。是论名《伤寒卒病》，盖就人人所共称之伤寒而分析之也。后条辨谓诸邪尽从太阳寒水入，故统称伤寒，未免太凿矣。

一叙称是论，撰用《素》《难》，考《难经》伤寒有五，有中风，有伤寒，有湿温，有热病，有温病，即《素问》寒暑燥湿风之五气也。五气病人，大略相似，本论辨证，正辨此等相似证耳。故首以头痛胃实等项分六经，即以渴字认燥热，小便不利认湿气，汗字判风寒，纵横辨察，任其一气端至，数气并至，总无遁情矣。自叔和颠乱，后知此者甚少。近来讲伤寒者，称方有执、喻嘉言、程郊倩、程扶生、柯韵伯五家，然各有得失。方有执首察叔和之胶，削去叙例，共识卓然，惜于五气并论，尚未明晰。柯韵伯止论六经为病，未辨何邪来病六经。喻嘉言将痉湿暍温一并摘出，如何比类辨别，似皆失立论本意。惟程郊倩始寻出《难经》伤寒有五一条，并悟《伤寒论》之伤寒是五证之通称，寒伤营之伤寒是五证中之一证，惜其撇不去伤寒二字，魔讲作侧势曰是伤寒。非伤寒，以痉湿暍三证为非伤寒，且言人不必从此处认真，则大失伤寒有五之旨矣。程扶正以痉湿暍俱属外感，自应合辨立论，大旨已得，惜其未达数气并至之病，且杂以《金匮》之语，遂令文气寸断，不便诵读。彭窃取两程子意，重编次之。

一是论专为临诊时识病，故有相似而相混处，即辨之不嫌其病因之杂也。如太阳论中发热汗出桂枝证也，却与阳明潮热汗出相似，故有藏无他病之辨，又与胸有寒证相似，故有病如桂枝证之辨。如恶寒发热麻黄证也，却与蓄积有脓似，故有诸脉浮数之辨，又与阴阳不足相似，故有洒析恶寒之辨。夫胸中有寒，蓄积有脓，与伤寒中风合辨，似乎杂出不伦，然现证相同，而另置一处，则临诊时不能比类分晰方药，必至误投，故病证务须类叙，而病因不妨杂见也。爰趁文势逐条带辨。

一病从独异处认出，然不叙其同，无以见异，故论中多类叙法顾。类叙亦不一论方，当类其方辨证，当类其证编伤寒者，概以方类是端论方也，恐非察脉辨证本意，彭不敢从。

一是论大假，先分后合，合中有分，有对而辨，有隔章辨，有提有应，有应复，作提蝉联而下有暗（原缺），有先虚论后补实，有计日辨证，体若编年诸法，彭审脉审证审方审药，随文势为编次，不敢勉强凑合。

一是编彭早年所钞读，觉其紊乱辄更（原缺），至今凡数十易稿五证也。却与清而节目尚多未安处，今老矣，料无进境刊存，卒病旧名（原缺）之乾隆乙酉花朝嘉善沈又彭尧封识。

己丑岁复移正数条彭时年七十有一

目 录

辨太阳病脉证

病有发热恶寒者，发于阳也；无热恶寒者，发于阴也。发于阳者七日愈，发于阴者六日愈，以阳数七，阴数六故也。

天以阴阳五行，化生万物，阴阳五气和则能生物，阴阳五气乖即能杀物，是论乃统论阴阳五气之病人。然五行一阴阳也，故未论五气，先论阴阳，首节辨阴病阳，病之大纲。

病人身大热反欲得近衣者，热在皮肤寒在骨髓也。身大寒反不欲近衣者，寒在皮肤热在骨髓也。

此辨内阴外阳，内阳外阴，病之变态。以上二节辨病之阴阳。

问曰：脉有阴阳，何谓也？答曰：凡脉大浮数动滑，此名阳也。沉涩弱弦微，此名阴也。凡阴病见阳脉者生，阳病见阴脉者死。

寸口脉浮为在表，沉为在里，数为在府，迟为在藏，假令脉迟，此为在脏也。

此二节辨脉之阴阳。

太阳之为病，脉浮，头项强痛而恶寒。此是太阳病提纲。一切邪气犯太阳地面皆有脉浮头项强痛恶寒证，故曰提纲。后称太阳病三字，皆有脉浮、头项强痛、恶寒在内，倘太阳病有脉不浮者条，内必明书脉反沉，或脉沉细。倘太阳病有不恶寒者条，内必明书不恶寒。

太阳病，发热，汗出，恶风，脉缓者，名曰中风。

此辨太阳中风之病脉证。称太阳病则头项强痛、恶寒在所必有，更见发热、汗出、恶风，是中风病也。称太阳病则其脉必浮，更见浮而缓者，是中风脉也。本论原叙云：撰用《素》《难》，当即以《素》《难》释之。《难经》伤寒有五，有中风，有伤寒，有湿温，有热病，有温病，此即《素问》寒暑燥湿风之五气为病也。本论悉遵《难经》于太阳论中，五证并列，挨次剖析，并辨其所貌似而补其所未备。《素问》在天为风，在地为木，风者木之气也，故风乃五气之一，而中风即伤寒有五之一。编伤寒者，以痉湿泾暍为非伤寒也，置之别论，此固中风也，亦非伤寒，何幸独存论首？

太阳中风，阳浮而阴弱。阳浮者热自发；阴弱者汗自出。啬啬恶寒，淅淅恶风，翕翕发热，鼻鸣干呕者，桂枝汤主之。

《难经》脉关前为阳，关后为阴。又云：中风之脉，阳浮而滑，阴濡而弱，此释上中风脉病出方治之。

太阳病，发热汗出者，此为营弱卫强，故使汗出。欲救邪风者，宜桂枝汤主之。

此明发热汗出由于营弱卫强。盖卫为阳，营为阴，风伤卫则邪在卫。《素问》云：邪气盛则实，故卫强。营无邪气，本自无病，与卫相较，自觉弱耳。营弱卫强，能令汗出者，《素问》所谓：阳加于阴谓之汗也。

病人藏无他病时发热自汗出而不愈者，此为卫气不和也。先其时发汗则愈，宜桂枝汤主之。

藏字与有热属藏者，攻之不令发汗同义，皆指胃言藏无他病者，言以手按胃不实硬也。时发热者，言今日某时热，明日亦到此时发热也。此承上文，言发热汗出，固由于卫强，但与阳明潮热自汗相似，故必藏无他病，止见时热汗出，方为卫气不和，先其未发热之时，用桂枝汤发汗则愈，时字指有定言，从先时句看出。

病常自汗出者，此为营气和，营气和者外不谐，以卫气不共营气和谐故耳。以营行脉中，卫行脉外，复发其汗，营卫和则愈。宜桂枝汤。

此承上文，言营弱非营病。若营病则不能出汗，今自汗出，知营气自和，惟邪在卫，则卫独强，不与营气和谐耳。非发汗则邪何从去？卫何由和？但营行脉中，卫行脉外，非桂枝汤发汗必至诛伐无辜，故曰宜"桂枝汤"。论中一言发汗则愈，一言复发其汗，皆用"桂枝汤"，不知前辈何以称桂枝止汗？若桂枝止汗，岂芍药反能发汗耶？盖桂枝辛甘发散，去在卫之风邪，恐动其无病之营，故用芍药保营，此桂枝汤之大略也。

易水师弟用黄芪、白术、防风等药治有汗伤寒，是误认风伤卫，为卫虚，故用实卫药。不知风伤卫者，犹言风入卫耳。经云：邪气盛则实。况本条内现有卫强二字，而竟犯实实之戒，亦千虑之一失耳。

太阳病，头痛，发热，汗出，恶风者，桂枝汤主之。

此于提纲中独举头痛而不言项强者，以明中风有项不强之证。

病如桂枝证，头不痛，项不强，寸脉微浮，胸中痞塞，气上冲咽喉，不得息者，此胸有寒也。当吐之，宜瓜蒂散。

此辨桂枝证之似中风有头痛而项不强者，仍是枝汤主治。今有头项俱不强痛，更觉气上冲咽喉，虽发热汗出，桂枝证具，终非桂枝主治，又属胸中有寒，当用瓜蒂散吐法。论中无痰字，此寒字即作痰字解。

右七节论中风

太阳病，或已发热，或未发热，必恶寒，体痛，呕逆，脉阴阳俱紧者，名曰伤寒。

此是伤寒证据，亦《难经》伤寒有五之一，《素问》在天为寒，在地为水，寒者水之气也。首节言无热恶寒者发于阴，寒为阴邪，故有未发热而先见恶寒体痛呕逆者，脉阴阳俱紧，无不言浮，以太阳病一句已有浮字在内，故不赘。《难经》云：伤寒之脉，阴阳俱甚而紧涩是也。

寸口脉浮而紧，浮则为风，紧则为寒，风则伤卫，寒则伤营，营卫俱病，骨节烦疼，当发其汗也。

此释上文脉浮紧以致体痛之故，遂言治当发汗。

脉浮而紧者，名曰弦也。弦者，状如弓弦，按之不移也。脉紧者，如转索之无常也。此言紧脉与弦脉不同。

太阳病，头痛，发热，身疼，腰痛，骨节疼痛，恶风无汗而喘者，麻黄汤主之。

此详言伤寒病证出方治之。

脉浮者，病在表，可发汗，宜麻黄汤。脉浮而数者，可发汗，宜麻黄汤。

此详言伤寒之脉。如伤寒病证具，即令脉不浮紧，或但浮或浮数，皆可用麻黄汤发汗。

脉浮而数，浮为风，数为虚，风为热，虚为寒，风虚相搏，则洒淅恶寒也。

此释上文脉浮数，可发汗之故。

诸脉浮数当发热而洒淅恶寒，苦有痛处，饮食如常者，蓄积有脓也。

此辨麻黄证之似脉。浮数发热恶寒与伤寒同，惟言有痛处则痛止一处与伤寒体痛异，言饮食如常与伤寒不能食异，故断其为非伤寒，是蓄积有脓也。

或曰：伤寒不能食，惟阳明证中有此语，太阳证中未见，曰即本条内一若字，言外已见伤寒，不能食矣，何必还引阳明。

病有洒淅恶寒而复发热者，阴脉不足，阳往从之，阳脉不足，阴往乘之。假令寸口脉微，名曰阳不足，阴气上入阳中，则洒渐恶寒也。尺脉弱，名曰阴不足，阳气下陷入阴中，则发热也。

此亦辨麻黄证之似恶寒发热与麻黄证同。脉之寸微尺弱，与麻黄证异，此乃阴阳两虚，自相乘侮，非外感证也。若不辨明，一误发汗，祸不旋踵。

太阳中风，脉浮紧，发热恶寒，身疼痛，不汗出而烦躁者，大青龙汤主之。若脉微弱，汗出恶风者，不可服。服之厥逆，筋惕肉瞤，此为逆也。

论中发于阳者通名中风，发于阴者通名伤寒。按三纲鼎立之说，桂枝汤治风伤卫，麻黄汤治寒伤营，大青龙汤治风寒两伤营卫。其说创自许叔微，相延至今，不知其说似是实非也。本论云：寸口脉浮而紧，浮则为风，紧则为寒，风则伤卫，寒则伤营，营卫俱病，骨节烦疼，当发其汗，此即指麻黄证而言。彼见麻黄证条内但云：脉阴阳俱紧而不见浮字，故认作有寒无风，不知寒属阴邪，若不兼风，不入太阳。况太阳病一句，已有脉浮在内，不必再说。至若大青龙条内，云脉浮紧则风寒固所必有矣，然使止有风寒，何至烦而且躁？况方内石膏，其性大寒，治暍热之主药也。若云止有风寒而无热邪，则中风证有风无寒，风为阳邪，尚不用寒药，专用桂枝以解肌，而大青龙证，风外加一寒邪，岂反加石膏以助寒乎？窃谓麻黄证已属风寒两伤营卫，而大青龙证则外伤风寒而内伏暍热也。故脉浮紧，发热恶寒，身痛，无汗，麻黄证全具，自用麻黄汤方，惟病增烦躁，因加石膏以治内伏之暍热，如是则病脉方药俱合，若不审病证方药，徒泥于一脉，妄作三纲鼎立，则一误无所不误矣。

自此至卒章皆论伤寒兼证。

伤寒瘀热在里，身必发黄，麻黄连翘赤小豆汤主之。

此论外伤寒而内湿热证也。湿热主方本是栀子柏皮汤，因外伤寒邪，故用是汤主之。

太阳病，发热头痛，脉反沉，若不差，身体疼痛，当救其里，宜四逆汤。

此阳虚聚饮而外复感风寒证也。因外感风寒，故发热头痛，仍见太阳病证，因阳虚聚饮，故脉反沉。如见此证，幸得阳气来复，寒饮解散，弗药可愈。若其不差，虽身体疼痛，不当治表，宜通阳救里为急。

问曰：柯韵伯以此条为太阳阳虚则少阴之底板即露，故用四逆回阳，论殊直捷，今添聚饮两字，反觉支离矣。曰四逆汤中干姜非补药，乃温通寒水药也，故通脉四逆汤用干姜三两，又云强人可四两，则非补药可知。如第谓太阳阳虚，少阴之底板即露，并无邪气，则温补少阴，自有附子汤在，何须四逆？四逆乃治寒饮之主方，熟读全论自知。

右十一节论伤寒

太阳病，发热，脉沉而细者，名曰痉。

病身热足寒，颈项强急，恶寒，时头热，面赤，目赤，独头面摇，卒口噤，背反张者，痉病也。

痉病诸家所主不同。有主湿者，谓其脉沉而细，有烦，湿痹也。然观主治方中，全无燥药，可疑。有主燥者，谓《金匮》方中用栝蒌根主治也。然方中尚用麻桂温散，可疑。有主血少者，谓血虚则筋急也。然方中不以补血药为君，可疑。有主兼病阳明者，谓葛根汤本治两阳合病，且面赤口噤，亦是阳明现证，然条内不称合病，而独称太阳，可疑。窃为此即风伤卫之变局也。经云：肉之大会为谷，肉之小会为溪，溪谷之间，以行营卫。夫卫行脉外，即在肌肉腠理间，风邪中卫，由太阳而入壅肌腠之间，脉道挤小，所以沉而细也。脉道时通时塞，所以卒口噤，背反张也。肌肉不能展舒，所以项背强几几也。阴阳不能升降，所以头热足寒，面赤目赤也。方用葛根，君桂枝汤以治柔痉者，前辈云：葛根象肌肉，取其入肌肉以祛风耳。即无汗之刚痉，亦风多寒少，病甚于脉外，故不用麻黄汤中加葛根，仍用桂枝汤中加麻葛，存芍药以保不病之营耳。

太阳病发热无汗，反恶寒者，名曰刚痉。太阳病，发热汗出，不恶寒者，名曰柔痉。

此言痉有刚柔两种，全在有汗无汗上辨。言痉则上项脉证俱在，内如无上项脉证，不得名痉。

太阳病，项背强几几，无汗恶风者，葛根汤主之。

此言治刚痉之方。

太阳病，项背强几几，反汗出恶风者，桂枝加葛根汤主之。

此言柔痉之治

太阳病发汗太多，因致痉。

此言发汗太多亡其血液，血虚则筋急，亦能致痉，又非前二方所主矣。犹之伤寒证中阴阳不足之恶寒发热非用麻黄汤主治也。前辈泥于病机属湿之条，而云汗出多汗，即是湿是痉病，尽由于发汗多，葛根方统可治也，不思葛根二汤皆发汗之方也。既因发汗太多而致病，岂可复用发汗之药以增病乎？

右七节论痉病，补《难经》所未备者也。然即风寒之变证，非五气外添，出太阳病关节疼痛而烦脉沉而细者，此名湿痹之候，其人小便不利，大便反快，但当利其小便。

此论湿痹即《难经》之湿温证也。《素问》在天为湿，在地为土，湿乃土之气也。故湿为五气之一，湿温乃伤寒有五之一。《难经》云：湿温之脉阳濡而弱，阴小而急。与此少异。

湿家之为病，一身尽疼，发热身色如熏黄。

丹溪云：如造曲然。湿热郁久则发黄也。

伤寒身黄发热者，栀子柏皮汤主之。

栀柏汤清热利小便治湿热之主方也。只有湿热而无风寒者宜之。若外兼风寒，又属麻黄连轺赤小豆汤。程扶生以麻连小豆汤为湿热主方，不思麻连小豆汤发汗之方也，栀柏汤利小便之方也。若以麻连汤为主方，不惟栀柏汤无著落，即条内但当利其小便句亦无著落。湿家病身上疼痛，发热面黄而喘，头痛鼻塞而烦，其脉大，自能饮食，腹中和，无病。病在头，中寒湿，故鼻塞。纳药鼻中则愈。

本论既以六经分表里，复以小便不利认水湿渴字，认燥热汗字，判风寒自太阳拈出，直贯六经，纵横辨别，使邪无遁形，读论者当于此等着实处留心。右四节论湿痹。

太阳中热者，暍是也。其人汗出恶寒身热而渴也。

此是热病，证据《素问》在天为热，在地为火。热者火之气也，故热乃五气之一，而热病即伤寒有五之一本论，以《难经》热字恐与下文温字相混，故特指出曰暍是也。感列日之气而病，即《素问》寒暑燥湿风之暑病，或曰暍是阳邪暑是阴邪土润溽暑热兼湿言也。似与暍有异曰寒往则暑来与寒对待，非专言热而何？古人称暑暍热一也。若湿热并至之病，《难经》名湿温，不名暑，迨至隋唐后，皆指湿热为暑，于是真暑之名失，而暍之名更不知为何病矣。

伤寒脉浮滑，此表有热，里有暍，白虎汤主之。暍，刻本作寒。如果里有寒，何以反用石膏、知母？表有热，即身热也。首节止言病名，不言脉证，此节详言脉证，出方主治，两节本是相承叔和较订时，此节幸有寒字之误，不被摘出，若见暍字早已摘置别论中矣。程效倩《后条辨》云：暍病脉不浮。不思本论之暍，即《难经》之热病也。《难经》云：热病之脉，阴阳俱浮，浮之而滑，沉之散涩，此是紧要处，岂可模糊读过？本条脉浮滑，与《难经》热病脉合，则白虎的是热病主方，而寒字的是暍字之误。

伤寒无大热，口燥渴，心烦，背微恶寒者，白虎加人参汤主之。

背为阳，背微恶寒者，阳虚证也。但阳有不同真水真火，是肾中之阴阳也，气血是营卫之阴阳也。此条口燥渴心烦，则暍热内炽，仍是白虎证，惟暍热伤其卫气致痛，微恶寒与肾阳全无关涉，故止用人参补卫气，不用附子补肾阳。至若少阴病口中和，其背恶寒者，则卫阳与肾阳并伤，则人参与附子并用。问同一背恶寒，如何分别伤卫伤肾？曰：条内本自明白。伤肾阳者，口中和，伤卫阳者，口燥渴。

伤寒脉浮，发热无汗，其表不解者，不可与白虎汤。渴欲饮水，无表证者，白虎加人参汤主之。

此承上文言烦渴背恶寒，固当用白虎加参汤，但亦有内中暍，而外复伤风寒，亦参令恶寒发热脉浮，更当于有汗无汗上，辨表证解不解以定此方之可用不可用耳。

伤寒脉浮缓，身不疼但重，乍有轻时，无少阴证者，大青龙汤主之。

此承上文论有表证之治当与前条大青龙证合看。前条云：太阳中风，脉浮紧，发热，恶寒身疼痛，不汗出而烦躁，此称伤寒则发热，恶寒无汗，已在其内，如见此证，即脉不紧而缓，身不疼而重，亦可用大青龙汤。但少阴真武证亦四肢沉重疼痛，恐人误认，故曰：无少阴证者。少阴证脉微细，但欲寐也。

太阳中暍者，身热疼重而脉微弱，此亦夏月伤冷水，水行皮中所致也。

太阳中暍者，汗出恶寒，身热而渴也，身觉疼重而无汗，为有表证，法宜大青龙汤主治。但大青龙证脉不浮紧，即见浮缓从无微弱者，今见微弱非外感风寒证也，乃因中暍暴渴达伤冷水，水行皮肤所以身重也。

太阳病，发热恶寒，热多寒少，脉微弱者，此无阳也。不可更汗，宜桂枝二越婢一汤。

不可更汗，对大青龙而言，此即治水行皮中证也。盖在天为寒，在地为水，本是一气寒在皮肤，与水在皮肤，均当解散。但脉微弱，为无阳证，故用此方较大青龙为制之小也。问此与上节惟脉微弱三字相同，并不明言中暍，何必勉强凑合？曰：若非中暍，亦不用石膏矣。况此经叔和颠乱，安知原本不如此相接耶？又何须重提中暍二字，方作一例看也。

太阳中暍者，发热恶寒，身重而疼痛，其脉弦细芤迟，小便已，洒洒然毛耸，手足逆冷，小有劳，身即热，口开前板齿燥。若发汗则恶寒甚，加温针则发热甚，数下之则淋甚。

此言精气素亏，而中暍者。

伤寒脉结代，心动悸者，炙甘草汤主之。一名复脉汤。脉按之来缓，而时一止复来者，名曰结。又脉来动而中止，更来小数，中有还者反动，名曰结，阴也。脉来动而中止，不能自还，因而复动，名曰代，阴也。得此脉者，必难治。

此论精气素亏而感微邪之治。前节有脉证而无方治，此未必即是前节主方，然观方中药又宁必不可以治前证。

右九节论热病

太阳病发热而渴，不恶寒者为温病。

此是温病，证据《难经》伤寒有五之一，亦火之气也。夫火特五气之一，乃分而为二者，以阴阳之各异耳，暍热之火，阳火也，得之烈日，故三时不病，惟夏日太亢乃病。温病之火，阴火也。得之郁热，四时皆有，不独夏也。《素问》分先夏至日为病温，后夏至日为病暑，此第言其大略，不若本论从脉证上分别尤确，本条不言脉，《难经》亦云：温病之脉，行在诸经，不知何经之病，是凭证不凭脉之说也。必欲拟脉，当即于下文风温脉推测之，风温之脉，阴阳俱浮，夫风脉本阳浮而阴弱，是阳浮而阴不浮也，今因风温二气并至，所以阴阳俱浮，若有温无风，则当阴浮而阳不浮矣。阳即寸，阴即尺，《素问》云：一呼脉三动，一吸脉三动而躁，尺热曰病温，尺不热曰病风，亦以尺部辨温矣。盖冬不藏精，春必病温，藏精者，肾，尺外以候肾，所以温病应在尺部也。是条有证而无治法，条内不恶寒句已暗递于阳明矣。阳明论云：病有得之一日，不发热而恶寒者，即遥接此条，顾不称阳明而称太阳者，以未见胃家实，而尚有头项痛也。故太阳病三日，发汗不解，蒸蒸发热者，属胃也，调胃承气汤主治。

若发汗已，身灼热者，名曰风温。风温为病，脉阴阳俱浮，自汗出，身重，多眠睡，息必鼾，语言难出。若被下者，小便不利，直视失溲。若被火者，微发黄色，剧则如惊痫，时瘛疭若火熏之。一逆尚引日，再逆促命期。

温热二病，古人往往互称，医者只须认定脉证，拟何方治，不必拘于名式。《难经》云：热病之脉，阴阳俱浮。本条云：风温为病，脉阴阳俱浮。两证脉相同也。三阳合病，但欲眠睡，身重，难以转侧，本条身重多眠两证，病相似也。热病与合病俱主以白虎汤，故此条无主治，亦拟白虎汤主治。

邪气中入，所入之道不同，风寒由皮毛而入，故自外渐及于里；温热由口鼻而入，伏于脾胃之膜原，与胃至近，故邪气向外，则由太阳少阳转出，邪气向里则径入阳明，此吴又可《温疫论》中语也。彼自以为独出心裁，故于《伤寒论》反多辨驳，不知《伤寒论》中于热病则曰表有热，里有喝，于温病则曰发热而渴，不恶寒；其曰不恶寒则邪不在表可知，温热径入于里论中早已及之矣。吴不能熟读深思，自诩创论，其识亦浅矣哉！

或问在天为燥，在地为金，燥亦五气之一，阳明非燥不病，少阴急下三条皆燥气为患，太阳论中四气俱已详辨，而独不及燥，岂燥独不病太阳欤？曰燥万物者，莫熯乎火，故火未有不燥，而燥未有不从火来。温热二证论火，即所以论燥也。若非论燥条内两渴字，从何处得来？且热病条云：口燥渴，明将燥字点出。喻嘉言云：古人以燥热为暑，故用白虎汤主治。此悟彻之言也。至若温病条不恶寒三字，早已露径入阳明端倪，其为燥病，尤觉显然。论中专感一气者，惟风伤卫一证，其余皆数气杂至之病。麻黄证虽云寒伤营，其实兼风，栀柏证虽云湿痹，其实兼热则温热二证。火气兼燥，夫复何疑可曰太阳中无燥论，而竟疑燥不病太阳哉！

右二节论温病。

《伤寒论读》太阳卷终

辨太阳病传解

伤寒一日，太阳受之。脉若静者，为不传；颇欲吐，若躁烦，脉数急者，为传也。

伤寒五气所伤之通称，如头痛身热不凉，即谓之伤寒，至今犹然。脉静者，阴邪也，不传他经。躁烦，脉数急者，阳邪也，势必传里。寒温属阴，风热燥属阳。

传，传经也。一日之传，始太阳，终厥阴。论称伤寒一日，太阳受之者，谓始于太阳也。伤寒二三日，阳明少阳证不见，为不传者，谓二日阳明，三日少阳也。伤寒三日，三阳为尽，三阴当受邪者，谓四日太阴，五日少阴，六日厥阴也。此传经之日期也。传者，如此递彼之，谓非经经传到方谓之传。注伤寒家皆谓不传阳明、少阳，即不传三阴，必传阳明、少阳、方传太阴、少阴、厥阴，故有传则俱传之谬说。若然与阳明无所复传句大相背谬矣。因又创阳明有在经在府之不同，以调停其说，谓在经则传，在府则不传也。在府者，以胃家实作主；在经者，以身热汗自出不恶寒反恶热作主。不思身热汗出不恶寒证，除却胃实成何？阳明胃实证，除却身热汗出不恶寒，岂反以身不热，汗不出恶寒者，为阳明乎？细思自得。

行经与传经不同，病初起六日行太阳经，纵有实邪，未可大下。次六日行阳明经如有实邪此时正当下之次六日行少阳经，亦不可妄下。论称太阳病，头痛至七八日已上，自愈为行其经尽者，谓行尽太阳之经也。七八日已上者，六日也，故曰初起六日，行太阳经论。又称若欲作再经者，针足阳明，谓其已行尽太阳一经，再欲行阳明一经也。故曰次六日行阳明经，至此已十二日矣。自第十三日至十八日当行少阳经，据论称伤寒十三日不解，此本柴胡证，又云太阳病过经十日，反二三下之。后四五日，柴胡证仍在者，先与小柴胡汤，以小柴胡汤本少阳主方，过太阳之经十日，则十六日也，正值行少阳之期，故曰次六日行少阳经，此行经日期也。至若论称过经，所指不同。阳明论中称过经，乃可下之者，谓过太阳之经至阳期经中乃可下也。伤寒十三日不解，过经谵语者，以谵语属阳明病，今行过阳明之经，而反谵语也。太阳病，过经十余日，反二三下之者，过太阳之经也。过经与行经日期同，与传经大不同也。

伤寒二三日，阳明少阳证不见者，为不传也。

二日传阳明之期，三日传少阳之期。阳明篇中云：始虽恶寒，二日自止，传阳明之证据也。心中悸而烦者，传少阳之证据也。若不见不恶寒，不见心中烦悸，为不传阳明少阳也。

伤寒二三日，心中悸而烦者，小建中汤主之。

心中烦悸是将传少阳之征。少阳主方，本是小柴胡汤，因未见口苦、咽干、目眩，尚在将入未入之际，故用小建中汤。少阳论中，伤寒阳脉涩，阴脉弦，法当腹中急痛，先与小建中汤；不瘥，与小柴胡汤，即此意也。

太阳病三日，发汗不解，蒸蒸发热者，属胃也，调胃承气汤主之。

发汗后，病不从汗解，蒸蒸发热者，自内蒸出，此传入阳明之征，胃虽未实，而邪已入胃，故用调胃承气汤。

太阳病二三日，不能卧，但欲起，心下必

结，脉弱者，此本有寒分也，反下之，若利，利止必作结胸。

未止者，四日复下之，此作协热利也。

此言太阳病二三日而烦躁者，不必尽传阳明。有水结胸一证，不可不察，当于脉之微弱上辨之。寒分即水之凝结者，本论无痰字，此即痰也，膈以上象天，清阳所聚，膈以下象地，浊阴所聚，故心下结硬，其病尚在膈上，皆由痰饮阻滞清阳之气使然，非食物停滞也。

太阳中风，下利呕逆，表解者，乃可攻之。其人漐漐汗出，发作有时，头痛，心下痞硬满，引胁下痛，干呕短气，汗出不恶寒者，此表解里未和也，十枣汤主之。

上文论外中风而内有寒痰之证，未有方治，此复详言病状出方治之。

问十枣汤未必即是治上节之病，曰心下结，见于误汗吐下后者居多。若未经汗吐下之心下结止此一证，而治未经汗吐下之心下硬亦止此一方，况药又对证，非此而何？

太阳病，外证未解，脉浮弱者，复以汗解，宜桂枝汤。

上节言表解者乃可攻之。倘表未解，尚恶寒者，未有方治，此特补之。

伤寒三日，阳明脉大。

伤寒三日，少阳脉小者，欲已也。

二节当作一句读。阳明脉本大，少阳脉本小，伤寒三日，应传阳明少阳日期，而脉之大小如经，知其不久自己也。

伤寒三日，三阳为尽，三阴当受邪，其人反能食而不呕，此为三阴不受邪也。

问曰：伤寒三日，脉浮数而微，病人身凉和者何也？答曰：此为欲解也。解以夜半，脉浮而解者，濈然汗出也。脉数而解者，必能食也。脉微而解者，必大汗出也。

问曰：凡病欲知何时得何时愈？答曰：假令夜半得病，明日日中愈。日中得病，夜半愈，何以言之？日中得病，夜半愈者，以阳得阴则解也。夜半得病，明日日中愈者，以阴得阳则解也。

立夏得洪大脉，是其本位，其人病身体苦疼重者，须发其汗。若明日不疼不重者，不须发汗。若汗濈濈自出者，明日便解矣。何以言之？立夏得洪大脉，是其时脉，故使然也。四时仿此。

太阳病欲解时，从巳至未上。

太阳病未解，脉阴阳俱停，必先振栗汗出而解。但阳脉微者，先汗出而解，阴脉微者，下之而解。若欲下之，宜调胃承气汤。

问曰：病有战而汗出因得解者，何也？答曰：脉浮而紧，按之反芤，此为本虚，故当战而汗出也。其人本虚，是以发战，以脉浮，故当汗出而解也。若脉浮而数，按之不芤，此人本不虚，若欲自解，但汗出耳，不发战也。

脉弦而大，弦则为减，大则为芤，减则为寒，芤则为虚，寒虚相搏，此名为革。妇人则半产漏下，男子则亡血失精。

前伤寒条内云：脉浮而紧者，名曰弦。此曰大则为芤，则弦大，即上文浮而紧，按之芤之脉也。以是知半产漏下，亡血失精，即上文本虚二字注脚。

问曰：病有不战而汗出解者，何也？答曰：脉大而浮数，故知不战汗出而解也。

问曰：病有不战不汗出而解者，何也？答曰：其脉自微，此以曾经发汗，若吐若下若亡血，以内无津液，此阴阳自和，必自愈，故不战不汗出而解也。

以上十一节论病解之不同。

伤寒四五日，腹中痛，若转气下趋少腹者，此欲自利也。

此言传阴之候。

伤寒四五日，身热恶风，颈项强，胁下满，手足温而渴者，小柴胡汤主之。

此言传半表半里之候，不必见口苦，止据胁下满，即当用小柴胡汤。所谓柴胡证，但见一证便是，不必悉具也。

伤寒五六日，头汗出，微恶寒，手足冷，心下满，口不欲食，大便硬，脉细者，此谓阳微结，必有表复有里也。脉沉亦在里也。汗出为阳微，假令纯阴结，不得复有，外证悉入在里，此为半在里半在外也。脉虽沉紧，不得为少阴病，所以然者，阴不得有汗，今头汗出，故知非少阴也，可与小柴胡汤。设不了了者，得屎而解。

此与少阴病极相似，惟头汗出为异耳。少阴病有汗者四，俱兼下利，二证可治，二证不可治，独头汗出者绝无。

伤寒六七日，发热微恶寒，支节烦疼，微呕，心下支结，外证未去者，柴胡加桂枝汤主之。

此言邪传半表半里而外证尚多之治。

太阳病，头痛至七八日已上，自愈者，以行其经尽故也。若欲作再经者，针足阳明，使经不传则愈。

伤寒三日，一大关键，谓三阳已尽，三阴当受邪也。阴不受邪，可自解矣。伤寒六日，又是一大关键，谓其六日行太阳一经已尽，若不自解，则或传阳明，或传三阴之候也。七八日已上者，六七日也。欲作再经者，言已行尽太阳一经，恐欲再行阳明一经也。

伤寒六七日，无大热，其人躁烦者，此阳去入阴故也。

若脉和，其人大烦，目重，睑内际黄者，此为欲解也。

病六七日，手足三部脉皆至大，烦而口噤，不能言，其人躁扰者，必欲解也。

欲自解者，必当先烦，乃有汗而解，何以知之？脉浮故知，汗出解也。

已上四节辨入阴与欲解病脉证。脸内际近鼻处是也。

太阳病六七日，表证仍在，脉微而沉，反不结胸，其人如狂者，以热在下焦，少腹当硬满，小便自利者，下血乃愈。所以然者，以太阳随经，瘀热在里故也，抵当汤主之。

此辨蓄血证也。与水结胸辨，不与阳明胃实辨，阳明胃实其脉亦实，与脉微而沉大不相似，惟水结胸与蓄血证其脉皆微，其证不能卧，但欲起，与如狂相类，故辨之。然水蓄于下，小便必不利；水蓄于上，其胸必结。今既不结胸，小便复利，而脉微如狂，非蓄血而何？

太阳病，身黄脉沉结，少腹硬，小便不利者，为无血也。小便自利，其人如狂者，血证谛也，抵当汤主之。

为无血言无瘀血，非血少也。此与湿热发黄证辨，太阳病脉沉，身黄，与湿热栀子柏皮证同，惟小便利不利为异耳。如小便不利，则病在气分，不在血分，为无瘀血也。若小便自利，则病不在气分，必在血分，更有如狂现证，其为瘀血明矣。

伤寒有热，少腹满，应小便不利，今反利者，为有血也，当下之。不可余，药宜抵当丸。

此与一切五苓猪苓等证辨也。蓄血证亦不定现发黄，惟少腹满而小便利者，斯为确据。满比硬稍轻，故用丸。

太阳病不解，热结膀胱，其人如狂，血自下，下者愈。其外不解者，尚未可攻，当先解外。外解已，少腹急结者，乃可攻之，宜桃核承气汤。

前条瘀血全无行动之意，故用飞潜呒血之物，活动其血，以逐之。此条血已自下，不过乘其势而导之使出，故不假动血药。

太阳病，外证未解，不可下也。下之为逆，欲解外者，宜桂枝汤主之。

外证未解者，尚恶寒也。此补上文，外证未解之治，此条与十枣后治外证未解一条，编伤寒者，往往编在一处，以为类叙法，遂令类叙处有重复之嫌，抽出处有缺文之恨，故移正之。

本发汗而复下之，此为逆也。若先发汗，治不为逆。本先下之，而反汗之，为逆。若先下之，治不为逆。

此申明上文下之为逆句。

脉阴阳俱紧，至于吐利，其脉独不解，紧去人安，此为欲解。若脉迟至六七日，不欲食，此为晚发，水停故也，为未解。食自可者，为欲解。

此总提停水证起下四节。

伤寒表不解，心下有水气，干呕发热而咳，或渴，或利，或噎，或小便不利，少腹满，或喘者，小青龙汤主之。

伤寒心下有水气，咳而微喘，发热不渴，服汤已渴者，此寒去欲解也，小青龙汤主之。

服汤已，即是小青龙汤，非寒去欲解之后再用小青龙也。以上论伤寒未解而停水者。

中风发热，六七日不解而烦，有表里证，渴欲饮水水，入则吐者，名曰水逆，五苓散主之。

表证即是发热汗出，恶寒里证即是停水。伤寒汗出而渴者，五苓散主之。不渴者，茯苓甘草汤主之。

渴者丹田有热，故五苓散中用泽泻、猪苓。不渴者，丹田无热，故茯苓甘草汤中不用泽泻、猪苓。以上论中风未解而停水者。

伤寒六七日，不利，便发热而利，其人汗出不止者，死。有阴无阳故也。

阳气大亏之证，望其七日来复之期，阳气渐苏，阴邪渐退可自解也。乃反增下利汗出，是微阳已散，阴邪独留，不死何待？

发热而厥，七日下利者，为难治。

此较上条少一汗出证，在可治不可治之间，故曰难治。治法不外通脉四逆。伤寒脉浮而缓，手足自温者，系在太阴，太阴当发身黄，若小便自利者，不能发黄，至七八日，虽暴烦下利日十余行，必自止，以脾家实，腐秽当去故也。

脾属太阴湿土，凡伤于湿者，内应太阴，兼寒者，吐利腹痛，即太阴之正症。兼热者，即湿痹发黄证。若内湿热而外复感风寒者，即麻黄连翘赤小豆证。丹溪以造曲比之谓，湿热郁久则发黄，故自汗出者，谓之热越，不能发黄，即不汗出而小便自利者，亦不能发黄，以湿热分泄故也。此条脉浮为有表证，脉缓为属脾，不见吐利腹痛，是湿热，非寒湿也，即是麻黄连翘赤小豆证，因小便自利，故不发黄耳。问曰：既属太阴，如何不编入太阴内？曰：太阴病认证处全在腹满而吐，食不下，自利益甚，时腹自痛，此条内一证不见，若编入太阴内，教人何处认证？况脉浮的属太阳证据，如何混入太阴内？七八日暴烦下利，天是邪去欲解之候，恐人误作传入阴经治，故曰必自止，当不治自解耳。

伤寒八九日，身黄如橘子色，小便不利，腹微满者，茵陈蒿汤主之。

上言湿热证，小便自利者，不发黄，此论小便不利而发黄之治。

脉浮而迟，面热赤而战惕者，六七日当汗出而解。反发热者，差。迟为无阳，不能作汗，其身必痒也。

脉迟不同沉迟，而尺中迟，皆属营气不足，新加汤主治。沉迟面赤属下虚，自汗乃解。此条脉浮而迟，属卫阳虚。经云：上焦开发，若雾露之溉是为气。因少此如雾露者，则不能作汗，至于面赤亦有数条，痉病与二阳并病，皆由阳气怫郁在表，治宜发汗。本条属卫阳虚而表未解，又宜小剂发汗。厥阴中戴阳一条，听其自汗乃解，即少阴病中通脉四逆一证，肾阳大虚，仍用葱以通阳气。参观全论，面赤一证，未有不从汗解者。

太阳病，得之八九日，如疟状，发热恶寒，热多寒少，其人不呕，清便欲自可，一日二三度发，脉微缓者，为欲愈也。脉微而恶寒者，此阴阳俱虚，不可更发汗，更下更吐也。面色反有热色者，未欲解也，以其不能得小汗出，身必痒，宜桂枝麻黄各半汤。

上半节是欲解之候，自面色反有热色以下与上条同，上条无方，此条出方。

主治 不呕与少阳辨。太阳转入少阳必呕，今不呕，非少阳之往来寒热，便调与阳明。辨太阳转入阳明，必胃实，不大便，今便调，非阳明之潮热。

伤寒八九日，风湿相搏，身体疼烦，不能自转侧，不呕不渴，脉浮虚而涩者，桂枝附子汤主之。若其人大便硬，小便自利者，去桂枝加白术汤主之。

不呕与少阳病辨。误下少阳，胸满烦惊，一身尽重，不可转侧，与此证相似。但少阳证喜呕而此证不呕为异耳。

不渴与三阳合病辨。三阳合病，身重难以转侧，与此证相似，但三阳合病，治用白虎，其证必渴，而此证不渴为异耳。恐人误认，故特提要处辨之。

病者一身尽疼，发热，日晡所剧者，此名风湿。此病伤于汗出当风，或久伤取冷所致也。

风湿相搏，骨节烦疼，掣痛不得屈伸，近之则痛剧，汗出短气，小便不利，恶风不欲去衣，或身微肿者，甘草附子汤主之。

本论云：湿家之为病，一身尽痛，而有兼寒兼热之异。兼热者，脉来沉细无汗而发黄，兼风寒者，脉浮虚而涩多汗恶风寒而不发黄，此皆有发热证也。故本论详辨。至若但痛而不发热者，俗名白虎历节，本论不具此证，虽不发黄，其中有热者不少，不可泥于经文寒胜为痛之句。

太阳病，脉浮紧，无汗发热，身疼痛，八九日不解，表证仍在，此当发其汗，服药已微除，其人发烦热目瞑，剧者必衄，衄乃解，所以然者，阳气重故也，麻黄汤主之。

服药已即是服麻黄汤，此亦倒装文法，非已解后更用麻黄汤也。

太阳病，脉紧，发热，身无汗，自衄者，愈。伤寒脉浮紧，不发汗因致衄者，麻黄汤主之。

此条疑有误处。经云：夺血者无汗。本论云：衄家不可发汗，况上条明云自衄者愈，似无再用麻黄汤之理。

太阳病，十日以去，脉浮细而嗜卧者，外已解也。胸满胁痛者，与小柴胡汤。脉但浮者，与麻黄汤。

太阳病，过经十日，反二三下之，后四五日，柴胡证仍在者，先与小柴胡汤。呕不止，心下急，郁郁微烦者，为未解也，与大柴胡汤下之则愈。

伤寒六日内太阳主气，第七日至十二日阳明主气，第十三日以后少阳主气。此言过太阳之经十余日则病十七八日也。值少阳主气之期，当用小柴胡主治。若经误下，当先看小柴胡证仍在否，再议治法。

太阳病，过经十余日，心中温温欲吐，而胸中痛，大便反溏，腹微满，郁郁微烦，先此时自极吐上者，与调胃承气汤。若不尔者，不可与但欲呕，胸中痛微溏者，此非柴胡证，以呕故知极吐下也。

呕乃柴胡证据，言以呕故知极吐，柴胡证也。

伤寒发热，汗出不解，心中痞硬，呕吐而下利者，大柴胡汤主之。

伤寒十三日不解，胸胁满而呕，日晡所发潮热，已而微利。此本柴胡证，下之而不得利，今反利者，知医以丸药下之，非其治也。潮热者，实也，先宜小柴胡汤以解外，后以柴胡加芒硝汤主之。

伤寒十三日，不解，过经谵语者，以有热也，当以汤下之。若小便利者，大便当硬，而反下利，脉调和者，知医以丸药下之，非其治也。若自下利者，脉当微厥，今反和者，此为内实也，调胃承气汤主之。

伤寒十余日，热结在里，复往来寒热者，与大柴胡汤。但结胸，无大热者，此为水结在胸胁也。但头微汗出者，大陷胸汤主之。

辨误汗病脉证

太阳病三日，已发汗，若吐若下，若温针，仍不解者，此为坏病，桂枝不中与也。观其脉证，知犯何逆，随证治之。

前太阳证中二十余方，皆疗未经误治之正病，此以下皆论误治之变证也。

凡病，若发汗，若吐，若下，若亡津液，阴阳自和者，必自愈。此言虽被误而亦有不治自愈者。

太阳病，初服桂枝汤，反烦不解者，先刺风池、风府，却与桂枝汤则愈。

风池，足少阳经穴，在耳后颞颥后脑空下发际陷中，按之引于耳中，手足少阳阳维之会。风府，足太阳经穴，一名风门，一名热府，在二椎下两旁，去脊各一寸五分，正坐取之。

喘家作，桂枝汤，加厚朴杏子仁佳。

服桂枝汤大汗出，脉洪大者，与桂枝汤，如前法。若形似疟，日再发者，汗出必解，宜桂枝二麻黄一汤。

服桂枝汤，大汗出后，大烦渴不解，脉洪大者，白虎加人参汤主之。

此本白虎证而误用桂枝汤也。两证相似，当于渴不渴辨之。

伤寒脉浮，自汗出，小便数，心烦，微恶寒，脚挛急，反与桂枝汤，欲攻其表此误也。得之便厥，咽中干，烦躁吐逆者，作甘草干姜汤与之，以复其阳。若厥愈足温者，更作芍药甘草汤与之，其脚即伸。若胃气不和，谵语者，少与调胃承气汤。若重发汗，更加烧针者，四逆汤主之。问曰：证象阳旦，按法治之而增剧，厥逆，咽中干，两胫拘急而谵语，师言夜半手足当温，两脚当伸，后如师言。何以知之？答曰：寸口脉浮而大，浮则为风，大则为虚，风则生微热，虚则两胫挛，病证象桂枝，因加附子参其间，增桂令汗出，附子温经，亡阳故也。厥逆咽中干，烦躁，阳明内结，谵语烦乱，更饮甘草干姜汤，夜半阳气还，两足当热，胫尚微拘急，重与芍药甘草汤，尔乃胫伸。以承气汤微溏，则止其谵语，故知其病可愈。

论中止有阳明并无阳旦，阳旦乃阳明传写之误耳。身热自汗出，小便利，心烦，如不恶寒，反恶热脉实者，是阳明当下证。若身热自汗出，小便利，心烦而微恶寒，脉尚浮者，为表未尽解，仍宜桂枝汤解外，故曰按法治之。而其所以增剧者，现证较阳明多一脚挛急，脉浮中多一大字，实非阳明病，乃系阳虚中风证也。此条亦不甚难解，何至有云非仲景书者，有补阳旦汤者，纷纷不一，皆因平日曾看过《伤寒论》，尚未熟读《伤寒论》故也。

桂枝本为解肌，若其人脉浮紧，发热汗不出者，不可与也。当须识此勿令误也。

此论无汗之伤寒不可与桂枝汤，以方中有芍药故也。至于桂枝则麻黄汤中亦自用之，何尝禁乎？肌在脉外，解肌者，解脉外肌腠之邪也。

凡服桂枝汤吐者，其后必吐脓血也。

酒客病，不可与桂枝汤，得汤则呕，以酒客不喜甘故也。

以上三节论桂枝汤之禁。

风家表解而不了了者，十二日愈。

以上皆论服桂枝汤后现证。

伤寒发汗已解，半日许复烦，脉浮数者，可更发汗，宜桂枝汤主之。

此本麻黄证，而用麻黄发汗，药已对证乃解，而复烦，脉浮数者，药未胜病也，可更发汗，只须桂枝足矣，不宜再用麻黄汤。

发汗已，脉浮数，烦渴者，五苓散主之。

汗已脉浮数，更加烦渴，则外邪未解，内复停水，宜五苓散，两解表里，又非桂枝汤主治矣。

发汗后，不可更行桂枝汤，汗出而喘，无大热者，可与麻黄杏仁甘草石膏汤主之。

此本大青龙证而误用麻黄汤之见证。

发汗后，饮水多，必喘，以水灌之亦喘。

发汗后致喘不一，不可既用上方。

脉浮数者，法当汗出而愈。若下之，身重心悸者，不可发汗，当自汗出乃解，所以然者，尺中脉微，此里虚。须表里实，津液自和，自汗出愈。

此言下后不可发汗。

下之后，复发汗，必振寒脉微细。所以然者，以内外俱虚故也。

下之后，复发汗，昼日烦躁不得眠，夜而安静，不呕不渴，无表证，脉沉微，身无大热者，干姜附子汤主之。

经有虚则相并之说。昼日烦躁者，我身之微阳感天之阳欲外出而与之并也。夜乃天之阴，我身微阳不敢外出，故反安静耳。烦而兼呕，是少阳证，烦而兼渴是白虎证，故辨之无表证，即在脉沉微无大热上见。

太阳病，先下之而不愈，因复发汗，以此表里俱虚，其人因致冒，冒家汗出自愈。所以然者，汗出表和故也，里未和，然后复下之。

此言虚而有表证者，令其自汗。

伤寒大下后，复发汗，心下痞，恶寒者，表未解也。不可攻痞，当先解表，表解，乃可攻痞。解表宜桂枝汤，攻痞宜大黄黄连泻心汤。

心下痞，即上文里未和证也。

心下痞复恶汗出者，附子泻心汤主之。

病人脉数，数为热，当消谷引食而反吐者，此以发汗，令阳气微，膈气虚脉乃数也。数为客热，不能消谷，以胃中虚冷，故吐也。

前言脉浮数者，当发汗。此言亦有因汗而致数者，脉数属热，而热有真假之分，当于能食吐食上辨。

脉浮紧者，法当身疼痛，宜以汗解之。假令尺中迟者，不可发汗，何以知之？然以营气不足，血少故也。

发汗后，身疼痛，脉沉迟者，桂枝加芍药生姜各一两人参三两新加汤主之。

此承上文言，不可发汗而发之，则脉之尺中迟者，变为六脉尽沉迟矣，用此汤救之。病人脉阴阳俱紧，反汗出者，亡阳也，此属少阴，法当咽痛而复吐利。

脉阴阳俱紧，无汗者，麻黄证。汗出者，亡阳证。故见此脉，当于汗上辨之。亡阳脉证不一，脉有微细者，有阴阳俱紧者，有沉迟者，有数者，证有烦躁类少阳者，有谵语类阳明者。此条当于某证上辨，彼条又当于某证上辨如脉数似热而于反吐上见亡阳，烦躁类少阳而不呕上见亡阳。逐条细辨，方得病情，岂可一例论哉！

发汗后，水药不得入口，为逆。若更发汗，必吐下不止。

病人有寒，复发汗，胃中冷，必吐蛔。

此里寒也。表寒可发汗，里寒不可发汗。

咽喉干燥者，不可发汗。

淋家不可发汗，发汗必便血。

疮家虽身疼痛，不可发汗，发汗则痉。

此证既不可汗，又有不得不汗之势。一友用葛根汤取效，以葛根汤即痉病发汗方也。

衄家不可发汗，汗出必额上陷脉紧急，目直视不得眴，不得眠。亡血家不可发汗，发汗则寒栗而振。咳而小便利，若失小便者，不可发汗，汗出四肢厥逆冷，大汗出，若大下利而厥。

冷者四逆汤主之。

汗家重发汗，必恍惚心乱，小便已阴痛，与禹粮丸。

发汗多，若重发汗者，亡其阳。谵语脉短者，死。脉自和者，不死。

此证与阳明脉弦者生一条外证相似，而病如水火，此当温补，彼宜攻下，皆死生在于顷刻，倘有疑惑，当以手按病人，腹实硬者是阳明虚，软者是亡阳。

未持脉时，病人叉手自冒心，师因教试令咳而不咳者，此必两耳聋无闻也。所以然者，以重发汗，虚故如此。

发汗病不解，反恶寒者，虚故也，芍药甘草附子汤主之。

此本桂枝证而误用麻黄汤也。

大汗出，热不去，内拘急，四肢疼，又下利厥逆而恶寒者，四逆汤主之。

此误汗甘草附子汤证也。证本自汗出，误汗则大汗出。证本发热，误汗则热不为汗减。证本骨节烦疼不得屈伸，误汗则内拘急，四肢疼。证本大便反快，误汗则下利。证本恶风不欲去衣，误汗则厥逆而恶寒。

太阳病，发汗，遂漏不止，其人恶风，小便难，四肢微急，难以屈伸者，桂枝加附子汤主之。

此误汗桂枝附子证也。

太阳病，发汗，汗出不解，其人仍发热，心下悸，头眩，身瞤动，振振欲擗地者，真武汤主之。

发汗后，恶寒者，虚故也。不恶寒，但热者，实也，当和胃气，与调胃承气汤。

此辨汗后，之虚实。

发汗后其人脐下悸者，欲作奔豚，茯苓桂枝甘草大枣汤主之。

此误汗茯苓甘草汤证也。即用原方以枣易姜枣，乃守中之圣药。中风干呕，用枣守中，使上焦之邪不得陷下。奔豚用枣守中，使下焦之邪不得上攻。惟邪在中焦者禁用。

发汗过多，其人叉手自冒心，心下悸，欲得按者，桂枝甘草汤主之。

此亦误汗茯苓甘草汤证也。叉手冒心而耳不聋，虚而未甚也。心下悸者，水气仍在中上之间，故仍用原方去茯苓，以汗后不宜过渗也，去生姜以邪及中州也。

太阳病，小便利者，以饮水多，必心下悸；小便少者，必苦里急也。

饮水多小便利者，水不聚于下而聚于上。小便少者，水不聚于上而聚于下。此释上文心下悸也。

大下后，复发汗，小便不利者，亡津液故也。勿治之，得小便利，必自愈。

承上文言小便不利证有不同。有水停而不利者，亦有亡津液而不利者，不可混治。

太阳病，发汗后，大汗出，胃中干，烦燥不得眠，欲得饮水者，少少与饮之，令胃气和则愈。若脉浮，小便不利，微热消渴者，与五苓散主之。

上截论亡津液用法救之，下截论停水出方治之。

欲得饮水者，非不渴，又非大渴也。大汗烦燥，最似白虎证，但白虎证大渴，此则不大渴也。烦燥不得眠，又似干姜附子证，但姜附证不渴，此则欲饮水。发汗后腹胀满者，厚朴生姜半夏甘草人参汤主之。

此误汗小青龙汤也。

伤寒发汗已，身目为黄，所以然者，以寒湿在里不解故也。以为不可下也，于寒湿中求之。

此误汗栀柏证及茵陈蒿证也。

伤寒吐下后，发汗，虚烦，脉甚微，八九日心下痞硬，胁下痛，气上冲咽喉，眩冒，经脉动惕者，久而成痿。

辨误下病脉证。

太阳病，下之，其脉促，不结胸者，此为欲解也。脉浮者，必结胸也。脉紧者，必咽痛。脉弦者，必两胁拘急。脉细数者，头痛未止。脉沉紧者，必欲呕。脉沉滑者，协热利。脉浮滑者，必下血。

首节总提

太阳病，先发汗不解，而复下之，脉浮者，不愈。浮为在外，而反下之，故令不愈，今脉浮故知在外，当须解外则愈，宜桂枝汤主之。

脉浮而不结胸者，邪不内陷，仍宜桂枝汤。

太阳病下之后，其气上冲者，可与桂枝汤，方用前法。若不上冲者，不可与之。

凡经汗经下后，外邪未解，仍宜表散者，虽本自麻黄证而来，亦止用桂枝汤，不用麻黄汤，以汗下后虚故也。其气上冲，邪有向外之机。

太阳病，下之微喘者，表未解也，桂枝加厚朴杏仁汤主之。

此误下桂枝加朴杏证。下后微喘仍用原方。

下后不可更行桂枝汤，若汗出而喘，无大热者，可与麻黄杏仁甘草石膏汤。

此误下大青龙证也。

湿家下之，额上汗出，微喘，小便利者，死。若下利不止者，亦死。

误下，湿证额上必有汗出。其下利不止者，死。误下，桂枝附子证也。其小便利者，死。误下，去桂加术证也。

湿家，其人但头汗出，背强欲得被覆向火。若下之早则哕，或胸满，小便不利，舌上如胎者，以丹田有热，胸中有寒。渴欲得水而不能饮，则口燥烦也。

此早下茵陈蒿汤证也。

太阳病，下之后，脉促胸满者，桂枝去芍药汤主之。若微恶寒者，去芍药方中加附子汤主之。

上文言脉促不结胸者为欲解，此言脉促虽不结胸而胸尚满者，邪未解也。本论凡胸满者去芍药。

服桂枝汤或下之，仍头项强痛，翕翕发热，无汗，心下满微痛，小便不利者，桂枝汤去桂加茯苓白术汤主之。

病发于阳而反下之，热入，因作结胸，病发于阴而反下之，因作痞。所以成痞者，以下之太早故也。

首论云：病有发热恶寒者，发于阳也，无热恶寒者，发于阴也。第论中邪伤太阳无热之证绝少，惟初起时则有之，麻黄证是也。要之，发于阳者，即阳邪所发也；发于阴者，即阴邪所发也。

脉浮而紧，而复下之，紧反入里，则作痞，按之自濡，但气痞耳。

此谓误下阴邪而成痞。

心下痞，按之濡，其脉关上浮者，大黄黄连泻心汤主之。本以下之，故心下痞，与泻心汤，痞不解，其人渴而口燥烦，小便不利者，五苓散主之。

此言误下五苓证亦致心下痞者，常细察之。

太阳病，寸缓关浮尺弱，其人发热，汗出复恶寒，不呕，但心下痞者，此以下之过也。如其不下，病人不恶寒而渴者，此转属阳明也。小便数者，大便必硬，不更衣十日无所苦也。渴欲饮水者，少少与之，但依治救之。渴者，宜五苓散。

此言心下痞而有寸缓关浮尺弱者亦从误下得来。如其不下，则脉象缓弱，病从太阴渐转阳明也。但转属阳明，小便数者，湿气渐消，大便必硬，不更衣必有所苦。不更衣十日一无所苦，非转属阳明也。脉象缓弱，究非可下证，如微渴欲饮者，是亡津液所致，少少与之，令胃和则愈。若微热，消渴，小便不利者，停水证也，宜用五苓散。

太阳病，医发汗，遂发热恶寒，因复下之，心下痞，表里俱虚，阴阳气并竭，无阳则阴独；复加烧针，因胸烦面色青黄肤瞤者，难治。今色微黄，手足温者，易愈。

太阳病者，脉浮，头项强痛，恶寒也。发热原不在内，故诸证具而尚未发热，麻黄汤主治。今医用发汗最为合法，但解而复烦，邪犹未尽，当用桂枝汤重发汗则愈。医乃误认发汗不解，蒸蒸发热，病已属胃一证，即用下法，则谬以千里矣。

发汗，若下之，病仍不解，烦躁者，茯苓四逆汤主之。

此即愈之之法也。是方阴阳并补兼化寒饮。

发汗，若下之，而烦热，胸中窒者，栀子豉汤主之。

此亦愈之之法也。是方湿热在膈上者宜之。

太阳病，脉浮而动数，浮则为风，数则为热，动则为痛，数则为虚，头痛发热，微盗汗出，而反恶寒者，表未解也。医反下之，动数变迟，膈内拒痛，胃中空虚，客气动膈，短气躁烦，心中懊憹，阳气内陷，心下因硬，则为结胸，大陷胸汤主之。若不结胸，但头汗出，余无汗，剂颈而还，小便不利，身心发黄也。

风热未解而误下之，则成结胸。湿热未解，而误下之，则发身黄。皆有懊憹而烦之证，其误下湿热证，必头汗出，余无汗可据。

发汗吐下后，虚烦不得眠，若剧者，必反覆颠倒，心中懊憹者，栀子豉汤主之憹。若少气者，栀子甘草豉汤主之。若呕者，栀子生姜豉汤主之。凡服栀子汤，病人旧微溏者，不可与服之也。

此治误下湿热之方也。湿热主方本是栀子柏皮汤，外兼风寒是即麻黄连翘赤小豆汤，内入阳明即茵陈蒿汤。若误汗误下后，即此栀子豉汤。

下利后，更烦，按之心下濡者，为虚烦也，宜栀子豉汤。此释上文虚烦二字。下利后者用下药而大便通利后也，虽烦亦当止。若更烦者，此误下也，按之心下濡者，为虚烦也，按之石硬者结胸也。

伤寒六七日，结胸热实，脉沉而紧，心下痛，按之石硬者，大陷胸汤主之。

此释上文结胸二字，二节当合看。伤寒，若吐若下后，心下逆满，气上冲胸，起则头眩，脉沉紧，发汗则动经，身为振振摇者，茯苓桂枝白术甘草汤主之。

此误下茯苓甘草汤证也。原方用苓桂姜甘四味，前论误汗欲作奔豚者，中州虚，无以坐镇也，故即于原方去姜加枣，藉以守中也。今论误下不但客气动膈，而脉亦沉紧，则水气已陷入中州矣，故用原方去姜加术，藉以除中州之水湿也。

伤寒五六日，大下之后，身热不去，心中结痛者，未欲解也，栀子豉汤主之。

伤寒，医以丸药大下之，身热不去，微烦者，栀子干姜汤主之。

伤寒，下后心烦，腹满，卧起不安者，栀子厚朴汤主之。

太阳病，重发汗而复下之，不大便五六日，舌上燥而渴，日晡所小有潮热，从心下至少腹硬满而痛不可近者，大陷胸汤主之。

恐人误认陷胸汤止治心下石硬，故指出心下至少腹俱硬者并治之。

伤寒病，若吐若下后，七八日不解，热结在里，表里俱热，时时恶风，大渴，舌上干燥而烦，欲饮水数升者，白虎加人参汤主之。

此误下白虎证也。

结胸证，其脉浮大者，不可下。下之，则死。

结胸证悉具，烦躁者，亦死。

寸口脉浮大，而医反下之，此为大逆。浮则无血，大则为寒，寒气相搏，则为肠鸣。医乃不知，而反饮冷水，令汗大出，水得寒气，冷必相搏，其人即饲。问曰：病有结胸，有藏结，其状何如？答曰：按之痛，寸脉浮，关脉沉，名曰结胸也。何谓藏结？答曰：如结胸状，饮食如故，时时下利，寸脉浮，关脉小细沉紧，名曰藏结。舌上白胎滑者，难治。

脏结无阳证，不往来寒热，其人反静，舌上胎滑者，不可攻也。

病胁下素有痞，连在脐旁，痛引少腹，入阴筋者，此名藏结，死。

小结胸病，正在心下，按之则痛，脉浮滑者，小陷胸汤主之。寒实结胸，无热证者，与三物小陷胸汤。白散亦可服。

伤寒发汗，若吐若下解后，心下痞硬，噫气不除者，旋覆代赭汤主之。

此误下小青龙证也。

伤寒五六日，呕而发热者，柴胡汤证具，而以他药下之，柴胡证仍在者，复与柴胡汤。此虽已下之，不为逆，必蒸蒸而振，却发热汗出而解。若心下满而硬痛者，此为结胸也，大陷胸汤主之。但满而不痛者，此为痞，柴胡不中与也，宜半夏泻心汤。

此以下四节皆由误下柴胡证得来。误下柴胡证，分见三处者，有不得不分之势。少阳论中云：若已吐下发汗温针，柴胡证罢，此为坏病，依法治之。若柴胡证不罢者，复与柴胡汤，故存少阳论内者，柴胡桂姜汤、柴胡龙牡汤存。过轻不解内者，大柴胡汤柴胡加芒硝汤。此数条皆柴胡证未尽罢者也。至心下痞数条，柴胡汤证已罢，若不归入误下痞满内，如何比类辨别？况读文气本分三处，少阳条内云：凡柴胡汤证而下之，若柴胡证不罢者，复与柴胡汤，必蒸蒸而振，却发热汗出而解，与此条同。过经条内云：柴胡汤证仍在者，先与小柴胡汤，亦与本节同。惟其分在数处见，故为遥应文法，若并见一处，则为重出矣。

伤寒中风，医反下之，其人下利，日数十行，谷不化，腹中雷鸣，心下痞硬而满，干呕心烦，不得安，医见心下痞，谓病不尽，复下之，其痞益甚，此非结热，但以胃中虚，客气上逆，故使硬也，甘草泻心汤主之。

伤寒服汤药，下利不止，心下痞硬，服泻心汤已，复以他药下之，利不止。医以理中与之，利益甚。理中者，理中焦，此利在下焦赤石脂禹余粮汤主之。复利不止者，当利其小便。

伤寒汗出解之后，胃中不和，心下痞硬，干噫食臭，胁下有水气，腹中雷鸣下利者，生姜泻心汤主之。

心下痞，未有不从误下得来者，故即汗出解后而就证论治，不妨类叙于此。太阳病，桂枝证，医反下之，利遂不止，脉促者，表未解也。喘而汗出者，葛根黄芩黄连汤主之。

太阳病，外证未除，而数下之，遂协热而利，利下不止，心下痞硬，表里不解者，桂枝人参汤主之。

此误下十枣外未解之证也。协热利者，发热而利也。故曰表里不解。

伤寒，医下之，续得下利清谷不止，身疼痛者，急当救里；后身疼痛，清便自调者，急当救表。救里宜四逆汤，救表宜桂枝汤。

被误下利，证见身疼痛，即为表未解，不必发热。凡汗下后，即表未解，止用桂枝汤，不用麻黄汤。论中如此清作圊字解。圊谷者，完谷不化也。圊便自调者，大便如常也。

下利清谷，不可攻表，汗出必胀满。

伤寒，本自寒下，医复吐下之，寒格，更逆吐下。若食入口即吐，干姜黄连黄芩人参汤主之。伤寒，胸中有热，胃中有邪气，腹中痛，欲呕吐者，黄连汤主之。伤寒六七日，大下后，寸脉沉而迟，手足厥逆下部脉不至，咽喉不利，唾脓血，泄利不止者，为难治，麻黄升麻汤主之。

辩误吐病脉证

太阳病，吐之，但太阳病当恶寒，今反不恶寒，不欲近衣，此为吐之内烦也。

太阳病，当恶寒发热，今自汗出，不恶寒发热，关上脉细数者，以医吐之过也。一二日吐之者，腹中饥，口不能食，三四日吐之者，不喜糜粥，欲食冷食，朝食暮吐，以医吐之所致也，此为小（疑作吐）逆。

伤寒吐后，腹胀者，与调胃承气汤。

辩水逆病脉证

病在阳，应以汗解之，反以冷水噀之。若灌之，其热被却不得去，弥更益烦，肉上粟起，意欲饮水，反不渴者，服文蛤散。若不差者，与五苓散。

伤寒大吐大下之，极虚，复极汗出者，以其人外气怫郁，复与之水，以发其汗，因得哕。所以然者，胃中寒冷故也。

辩火逆病脉证

脉浮宜以汗解，用火灸之，邪无从出，因火而盛，病从腰以下，必重而痹，名为火逆也。

形作伤寒，其脉不弦紧而弱，弱者必渴，被火者，必胆语弱者，发热脉浮，解之当汗出愈。

微数之脉，慎不可灸，因火为邪，则为烦逆。追虚逐实，血散脉中，火气虽微，内攻有力，焦骨伤筋，血难复也。

脉浮热甚，反灸之，此为实。实以虚治，因火而动，必咽燥唾血。

太阳病，以火熏之，不得汗，其人必躁，到经不解，必清血，名为火逆。

太阳病二日，反躁反熨其背，而大汗出，大热入胃，胃中水竭，躁烦，必发谵语，得十余日，振栗自下利者，此为欲解也。故其汗从腰以下不得汗，欲小便不得，反呕，欲失溲，足下恶风，大便硬，小便当数，而反不数及不多，大便已，头卓然而痛，其人足心必热，谷气下溜故也。

太阳中风，以火劫发汗，邪风被火热，血气流溢，失其常度，两阳相熏灼，其身发黄。阳盛则欲衄，阴虚则小便难，阴阳俱虚竭，身体则枯燥。但头汗出，剂颈而还，腹满微喘，口干咽烂，或不大便，久则谵语，甚者至哕，手足躁扰，捻衣摸床，小便利者，其人可治。

伤寒脉浮，医以火迫劫之，亡阳，必惊狂，起卧不安者，桂枝去芍药加蜀添牡蛎龙骨救逆汤主之。

太阳伤寒者，加温针必惊也。

火逆下之，因烧针，烦躁者，桂枝甘草龙骨牡蛎汤主之。烧针令其汗，针处被寒，核起而赤者，必发奔豚气，从少腹上冲心者，灸其核上各一壮，与桂枝加桂汤更加桂三两。

《伤寒论读》误治终

辩阳明病脉证

阳明之为病，胃家实也。

此是阳明病提纲。后称阳明病三字，俱有胃家实在内。胃家实，言以手按胃中实硬也。如大陷胸证，按之石硬，即名实热。栀子豉证，按之心下濡，即名虚烦。夫心下俱以濡硬分虚实何独于胃中不以濡硬分虚实乎？注伤寒家皆曰胃家本实，所以病人阳明但此作推原入阳明之故则可。若即作胃家实，正面则本是实而可据之语反成空论，教人无处认证，此大不可也。

问曰：阳明病，外证云何？答曰：身热汗自出，不恶寒反恶热也。

阳明病，或发热，或潮热，总无身不热之阳明。身不热而胃似实，是太阴而非阳明矣。或汗多，或微汗，总无不汗出之阳明，不汗出而胃似实，非兼外证，即属久虚与寒湿，非真阳明病也。夫恶寒，太阳证也。微恶寒不恶热者，犹未离乎太阳也。惟不恶寒反恶热，乃是阳明的证，注伤寒家皆以胃家实为在内之府病，承气汤主治，以身热汗出恶热为在外之经病，桂枝汤主治，不思桂枝汤为恶寒而设，若不恶寒反恶热，如何可用桂枝汤？是经病之说谬也。况以身热汗出不恶寒分作经病，则其所谓府病者，必身不热，汗不出，不恶热反恶寒明矣，而可用承气汤以下之耶。要之，胃家实是在内之证据，本节是在外之证据，须内外俱备，方是真阳明可下证。若一证不具，即非真阳明证，虽非真阳明，而胃实已皆不得不称阳明，称阳明而类叙一处，以便同中审异耳。

问曰：何缘得阳明病？答曰：太阳病，发汗，若下，若利小便，此亡津液，胃中干燥，因明得阳明病之故。由于误治，太阳病亡其津液，即下文太阳阳明也。

问曰：病有得之一日，不发热而恶寒者，何也？答曰：虽得之一日，恶寒将自罢，即自汗出而恶热也。问曰：恶寒何故自罢？答曰：阳明居中，土也，万物所归，无所复传，始虽恶寒，二日自止，此为阳明病也。

此言阳明病不尽由误治，太阳亦有自入者。邪热炽甚，逼汗大出，此证从太阳病发热而渴，不恶寒之温病进来，即下文之正阳阳明也。

问曰：病有太阳阳明，有正阳阳明，有少阳阳明，何谓也？答曰：太阳阳明者，脾约是也。正阳阳明者，胃家实是也。少阳阳明者，发汗利小便已，胃中燥烦实，大便难是也。

此言阳明病不尽由太阳正阳而来，更有误治少阳所致。凡太阳亡津液之阳明，皆称脾约，不独麻仁丸一证已也。盖脾主行津液，胃既燥则脾无津液之可行，故曰约。正阳阳明之胃家实，不因误治而自实也。少阳阳明者，由少阳而入阳明也。止言发汗利小便，而不言吐下者，以吐下少阳或柴胡证未罢，但增悸而惊者，加龙牡主治。或柴胡证已罢，但心下痞者，三泻心主治，皆不入阳明。惟发汗则谵语烦悸，而属胃矣。论中无利小便之禁，岂误利小便？汗与误之，亡津液等，与烦是心烦，乃少阳本来面目，汗利后见此，知自少阳而来，一见不恶寒，即是调胃承气证。少阳亦是阳明来路，喻嘉言认作阳明去路，误矣。

脉阳微而汗出少者为自和也。汗出多者，为太过。阳脉实，因发其汗出多者，亦为太过。太过为阳绝于里，亡津液，大便因硬也。

关前为阳，阳脉微，法当自汗出，但微汗则邪从汗解而津液不伤，此为自和也。若汗多则津液耗矣。阳脉实，法当无汗，但邪在表，自应发汗，然发之太过，则津液亦耗。卫气为阳，人之所知也，津液为阳，人之所未知也。经云：上焦出气，宣五谷味，熏肤，充身，泽毛，若雾露之溉，是谓气。卫气，即津液也。故在外之津液少，则曰无阳，不能作汗。在内亡津液则曰阳绝于里，要之言阳也，即言卫气也，即言津液也。谷食在胃，全赖津液充足，方能滑润下达，若津液一枯，谷食即燥结难下，故阳明非燥不病。然燥者，五气之一，而五气中，风与热亦能致燥。《易》曰：燥万物者，莫熯乎火。又曰：风自火出。此三气，皆因乎天者。若人之致燥有二，汗与小便是也。苟过多，则亦未有不燥者矣。

脉浮而芤，浮为阳，芤为阴，浮芤相搏，胃气生热，其阳则绝。阳明病，发热汗多者，急下之，宜大承气汤。

言阳明证具，不发汗而汗自多者，此温热内入正阳阳明也。燥热炽盛，津液有立竭之虞，故下之宜急。言急者，以见缓，即无无及也。因思下不嫌迟之说，贻误良多矣。

阳明病，脉迟汗出多，微恶寒者，表未解也，可发汗，宜桂枝汤。

言阳明病汗出多者，非尽当急下也。如果急下之，证必不恶寒反恶热矣。今脉迟微恶寒者，此风伤卫之多汗，实由外邪未解，非燥热内炽之多汗也。阳明病，脉浮无汗而喘者，发汗则愈，宜麻黄汤。

言胃家虽实，偏脉浮无汗而喘，仍是风寒两伤营卫，假胃实证也。盖由上焦不通故喘。不通则津液不下，胃因不和而似乎实矣。发汗则表寒一散，胃亦得和，故曰发汗则愈。

发汗不解，腹满痛者，急下之，宜大承气汤。

腹满不减，减不足言，当下之，宜大承气汤。

发汗顶上桂枝麻黄两证来，发汗不解腹满痛当作一句读。腹满痛，若因表邪未解得来，一经发散，则上焦得通，津液得降，腹满痛立解矣。倘汗后不能解，腹满痛，或虽减而不大减，是燥热内盛，不急下之，津液有立竭之虞，故宜大承气。未发汗时，先有腹满痛证，所以编入阳明论中，若是汗后增出，又属厚朴生姜半夏人参证，非阳明承气证矣。

阳明病，本自汗出，医更重发汗，病已差，尚微烦，不了了者，此大便必硬故也。以亡津液，胃中干燥，故令大便硬。当问其小便日几行，若本小便日三四行，今日再行，故知大便不久出。今为小便数少，以津液当还入胃中，故知不久必大便也。

阳明病，自汗出，若发汗，小便自利者，此为津液内竭，虽硬不可攻之，当须自欲大便，宜蜜煎导而通之。若土瓜根及大猪胆汁皆可为导。

跌阳脉，浮而涩，浮则胃气强，涩则小便数，浮涩相搏，大便则难，其脾为约，麻仁丸主之。

跌阳脉在足面上诊。此以上三节论误汗亡津液后，不可轻下。

阳明病，下之，心中懊恼而烦，肠中有燥屎者，可攻。腹微满，初头硬，后必溏，不可攻之。若有燥屎者宜大承气汤。

此总提下后懊恼，有可攻不可攻之别。大下后，六七日不大便，烦不解，腹满痛者，此有燥屎也。所以然者，本有宿食故也，宜大承气汤。

病人不大便，五六日，绕脐痛，烦燥发作有时者，此有燥屎，故使不大便也。

病人小便不利，大便乍难乍易，时有微热，喘冒不能卧者，有燥屎也，宜大承气汤。

以上三节论有燥屎之据，应上可攻句。小便不利，大便乍难乍易而可攻者，此是变局，宜识之。

阳明病，下之，其外有热，手足温，不结胸，心中懊忱，饥不能食，但头汗出者，栀子豉汤主之。

此应上文下后懊忱之不可攻者。前太阳入阳明，因误汗下利小便三条，今汗下俱已详论，而独不及利小便者，岂以误利小便之亡津液与误汗同，与阳明病不吐不下心烦者，可与调胃承气汤。

此与下节论少阳阳明，不吐不下心烦者，言不因吐而内烦，不因下而虚烦也。此即误汗，少阳属胃证。

伤寒六七日，目中不了了，睛不和，无表里证，大便难，身微热者，此为实也，急下之，宜大承气汤。

此为二字，是遥应少阳阳明纲中语，前云烦实大便难是也。上节专应烦字，此应实与大便难字。称伤寒而不称阳明者，以按胃中不觉实也，故曰无表里证。少阳病，本目眩，误汗后，变为目中不了了，睛不和。少阳病本在半表半里，故误汗后亦无表里证。

病人无表里证，发热七八日，虽脉浮数者，可下之。假令已下，脉数不解，合热则消谷善饥，至六七日不大便者，有瘀血也，宜抵当汤。若脉数不解而下不止，必协热而便脓血也。

无表证，不恶寒也。无里证，以手按胃不实也。承上文言无表里证，更有不同。阳明病，其人喜忘者，必有蓄血，所以然者，本有久瘀血，故令喜忘。屎虽硬，大便反易，其色必黑，宜抵当汤下之。

此瘀血之证据

伤寒，发热，无汗，呕不能食，而反汗出濈然者，是转属阳明也。

　　此以上三阳明之证治，业已论尽。此以下论不经误治，而转属阳明者，即名并病。此节是并病之提笔，其未并之前，本是风寒两伤营卫之麻黄证，而里有宿食者也。其后发热变为潮热，无汗变为自汗，呕变为不呕，不能食变为能食，是寒邪解散，风气独存，内合宿食，则转属阳明，是并病也。较之正阳阳明而转属差迟，较之太阳阳明又不经误治，然当其方转属之际，未必证证尽变，但认汗出濈濈，即转属之机也。

　　前三阳明证，或竟自入者，或因误治而入者，其来也速，故治宜急。而此之并病以渐，故病有一分未离太阳者，即不可攻下，故辨证宜细，攻下宜缓。本太阳初得病时，发其汗，汗先出不彻，因转属阳明也。

　　推原所以转属之故。

　　二阳并病，大阳初得病时，发其汗，汗先出不彻，因转属阳明。续自微汗出，不恶寒，若太阳病证不罢者，不可下，下之为逆，如此不可发汗。若面色缘缘正赤者，阳气怫郁在表，当解之、熏之。若发汗不彻，不足言，阳气怫郁不得越，当汗不汗，其人躁烦，不知痛处，乍在腹中，乍在四肢，按之不可得，其人短气，但坐，以汗出不彻故也。更发汗则愈，何以知汗出不彻？以脉涩故知也。

　　承上论发汗不彻与阳气怫郁似同实异，并提，太阳病证不罢者不可下，以起下文。

　　阳明病面合赤色，不可攻之。发热，色黄，小便不利也。

　　承上言面赤不可攻，并指出病证，令人知来路去路。此是寒邪外束之湿温证也。麻黄连翘赤小豆汤是其主方，除却恶寒，即是栀子柏皮证，再加腹微满，即是茵陈蒿证。

　　阳明病，脉迟，虽汗出不恶寒者，其身必重，短气腹满而喘，有潮热者，此外欲解，可攻里也。手足濈然而汗出者，此大便已硬也，大承气汤主之。若汗多微发热恶寒者，外未解也，其热不潮，未可与承气汤。若腹大满不通者，可与小承气汤，微和胃气，勿令大泄下。

此承上文太阳证不罢来言汗出不恶寒，未必就是外解，必须兼有潮热，方是外解，以起下六节。

病人烦热汗出则解。又如疟状，日晡所发热者，属阳明也。脉实者，宜下之。脉浮虚者，宜发汗。下之与大承气汤，发汗宜桂枝汤。

此言潮热之状，又言汗出潮热证具，犹未尽是可攻证，更当参之于脉。阳明病，潮热，大便微硬者，可与大承气汤。不硬者，不与之。若不大便，六七日，恐有燥屎。欲之法，少与小承气汤，汤入腹中，转矢气者，此有燥屎，乃可攻之。若不转矢气者，此但初头硬，后必溏，不可攻之。攻之必胀满，不能食也。欲饮水者，饮水则哕。其后发热者，必大便复硬而少也，以小承气汤和之。不转矢气者，慎不可攻也。

潮热亦有大便未硬者，当先与小承气汤试之。

伤寒哕而腹满，视其前后，知何部不利，利之则愈。

此补上治哕法。前部不利，误下湿温证也，宜栀豉汤。后部不利，早下转属证也，俟大便复硬，后用小承气汤。哕，冷呃也，属冷居多。此曰通利前后，乃变局也。全在腹满上看出。

伤寒，不大便六七日，头痛有热者，与承气汤。其小便清者，知不在里，乃在表也，当须发汗。若头痛者，必衄，宜桂枝汤。

上文言六七日不大便，与小承气汤，观矢气之有无，以验矢之硬否。此言与汤后，观小便之清浊，以验邪之在表在里。

阳明病，发潮热，大便溏，小便自可，胸胁满不去者，小柴胡汤主之。

此言阳明病潮热已见，而大便反不试而自溏，此不可攻明矣。然小便自可，又非小便不利，大便反快之湿温证，且其人胃中既实，而胸胁亦满，此由上焦不通，因致胃气不和，当用小柴胡汤，以通上焦。顾称阳明，而不称少阳者，以按胃甚实而无口苦咽干目眩证也。太阳病中之小柴胡证仿此。

二阳并病，太阳证罢，但发潮热，手足濈濈汗出，大便难而谵语者，下之则愈，宜大承气汤。

此以潮热汗出为太阳证罢，总结上文。提谵语二字，以起下文。

夫实则谵语，虚则郑声。郑声，重语也。谵语、郑声，本自不同，而易于相混，然与其就一证上分辩难清，不若合他证辨之尤为易见，故论中诸条无郑声字。不论虚实皆称谵语，于亡阳谵语条可见。

汗出谵语者，以有燥屎在胃中，此为风也。须下之，过经乃可下之，下之若早，语言必乱，表虚里实故也。下之则愈，宜大承气汤。

专伤于风则有汗，若兼寒则无汗矣。胃有宿食，则阳明已有病根，外伤风寒，则太阳与阳明俱病矣。其后恶寒渐退，自汗渐出，则寒邪散去，风邪独并阳明，是谓并病。并者，必以渐而并也。故必待六七日方见此证。若胃有宿食，而外感之邪有风无寒，则病起即有汗出，汗出则胃中燥，即发谵语，不待六七日也。然谵语虽见而下之，仍当六日后过太阳之经乃可，否则表虚里实，语不但谵而且乱矣。

阳明病，谵语发潮热，脉滑而疾者，小承气汤主之。因与承气汤一升，腹中转矢气者，更服一升。若不转矢气，勿更与之。明日不大便，脉反微涩者，里虚也，为难治，不可更与承气汤也。

谵语潮热并见，尚有不可攻之证，更当参之于脉。

脉浮而滑，浮为阳，滑为实，阳实相搏，其脉数疾，卫气失度。浮滑之脉数疾，发热汗出者，此为不治。

释上文脉滑而疾之义。

伤寒四五日，脉沉而喘满，沉为在里，而反发其汗，津液越出，大便为难，表虚里实，久则谵语。

伤寒四五日，尚在太阳经中，喘满而脉沉者，当用小承气，微和胃气。

阳明病，其人多汗，以津液外出，胃中燥，大便必硬，硬则谵语，小承气汤主之。若一服谵语止，更莫复服。

以上二节言多汗后谵语，属津液内竭，不可大攻。

前误汗，中有发汗多，若重发汗者，亡其阳，谵语脉短者，死。脉自和者，不死。其不死之法，当从少阴治，用四逆辈，又非承气辈治矣。二证相似，而实相反，故不可不辩，其辩证处全在按胃家实与不实耳。

伤寒若吐若下后，不解，不大便五六日至十余日，日晡发潮热，不恶寒，独语如见鬼状，若剧者，发则不识人，循衣摸床，惕而不安，微喘直视，脉弦者生，涩者死，微者但发热，谵语者，大承气汤主之。若一服利，止后服。

微者较前证稍轻耳，故亦治以大承气汤。直视谵语喘满者，死。下利者，亦死。此言谵语之死证。上文直视谵语微喘者，尚生死参半，此则喘而且满，法在必死。

阳明病，下血谵语者，此为热入血室。但头汗出者，刺期门，随其实而泻之。濈然汗出则愈。

期门，足厥阴穴名，在乳下三肋，乳房三指。此承上言语下谵

105

利者，死。下血者，可治。

妇人伤寒，发热，经水适来，昼日明了，暮则谵语，如见鬼状者，此为热入血室。无犯胃气及上二焦，必自愈。

妇人中风，发热恶寒，经水适来，得之七八日，热除而脉迟身凉，胸胁下满，如结胸状，谵语者，此为热入血室也，当刺期门，随其实而泻之。

妇人中风，七八日，续得寒热，发作有时，经水适断者，此为热入血室。其血必结，故使如疟状，发作有时，小柴胡汤主之。

以上四节言热入血室亦有谵语者。

阳明病，若能食，名中风，不能食，名中寒。

言阳明病中风可下，中寒不可下。何以别之？盖能食者风，不能食者寒，应并病提笔中不能食句。

阳明病，不能食，攻其热必哕。所以然者，胃中虚冷故也。以其人本虚，故攻其热必哕。

阳明病，谵语有潮热，反不能食者，胃中必有燥屎五六枚也。若能者，但硬耳，宜大承气汤下之。

能食为中风，可下；不能食为中寒，不可下。此特论不谵语之胃实证耳。若谵语有潮热，明明是胃中燥热，非中寒也，故有燥屎者，反不能食，非大承气攻之不下。若能食者，但硬耳，无燥屎也。

得病二三日，脉弱，无太阳柴胡证，烦躁，心下硬，至四五日，虽能食，以小承气汤，少少与微和之，令少安。至六日，与承气汤一升，若不大便，六七日小便少者，虽不能食，但初头硬，后必溏，未定成硬，攻之必溏，须小便利，屎定硬，乃可攻之，宜大承气汤。

前论过经乃可下，此特申明之。上截言四五日未过太阳经不可下，下截言即过太阳经而小便少者，湿气未除，亦不可攻。拖起下文论小便诸节，盖五气入阳明，惟风燥热三阳邪为可下，略杂寒湿阴邪，即不可下，故不恶寒反恶热，验其寒邪退也。自汗出，小便利，验其湿邪退也，然后可大承气下法，阳明病心下硬满者，不可攻之，攻之利遂不止者，死。利止者，愈。

心下尚在膈上，乃太阳地面，非阳明胃也，是水饮所聚，非停食之所。若误下，寒饮必至，利不止而死。

阳明病，若中寒不能食，小便不利，手足濈然汗出，此欲作痼。必大便初硬后溏，所以然者，以胃中冷，水谷不别故也。

初硬后溏，以病之先后言，非于一便之中分先后也。此无方即下文四逆主治。称阳明，自然诸证悉具，惟汗止在手足而不遍出为异耳。且不能食，而又无谵语潮热，则中寒明矣。小便不利，则湿无出路明矣。所以大便虽硬，其后必溏，必曰痼瘕，假阳明也。

脉浮而迟，表热里寒，下利清谷者，四逆汤主之。若胃中虚寒，不能食者，饮水则哕。

表热里寒者，言外虽发热，而里则有寒也。

阳明病，法多汗，反无汗，其身如虫行皮中状者，此以久虚故也。

阳明病，反无汗，而小便利，二三日呕而咳，手足厥者，必苦头痛。若不咳不呕，手足不厥者，头不痛。

论中咳证，除小青龙、真武、猪苓汤、四逆散、小柴胡汤之外绝少。今言呕而咳，手足厥，头痛诸证，并见似非小柴胡汤不能主治。以上二节，论阳明病之无汗者，即带出呕字。以下数节论呕，应并病提笔中呕字。

伤寒呕多，虽有阳明证，不可攻之。

此证非由胃中虚寒，即属少阳。

　　食谷欲呕者，属阳明也，吴茱萸汤主之。得汤反剧者，属上焦也。

　　吴茱萸汤治胃中虚寒方也。上文久虚条无方，疑即此方主治。得汤反剧，但云属上焦而亦无方治，即是下文小柴胡汤，盖小柴胡汤通上焦方也。

　　阳明病，胁下硬满，不大便而呕，舌上白胎者，可与小柴胡汤。上焦得通，津液得下，胃气因和，身濈然而汗出解也。

　　以上论呕亦是不能食之证。

　　阳明病，欲食，小便反不利，大便自调，其人骨节疼，翕翕如有热状，奄然发狂，濈然汗出而解者，此水不胜谷气，与汗其并脉紧则愈。

　　翕翕如有热状，则身不大热也。濈然汗出而解，则前此之明无汗也。外证全不似阳明，而得称阳明病者，以胃家按之实也。然无汗小便不利，水无出路，胃中全是水湿，并非燥实，但胃中既有水湿，自应作利，而大便自调者，以无寒邪故耳，无寒故欲食，欲食则谷气胜，可濈然解矣。

　　阳明病，欲解时，从申至戌上。

　　阳明病，无汗，小便不利，心中懊憹者，身必发黄。

　　无汗，小便不利，湿郁也。心中懊憹，热瘀也。此以下论湿热二气，并入中州。阳明病，发热，汗出，此为热越，不能发黄也。但头汗出，身无汗，剂颈而还，小便不利，渴引水浆者，此为瘀热在里，身必发黄，茵陈蒿汤主之。

　　申明上文，出方主治。

　　阳明病，被火，额上微汗出，小便不利者，必发黄。

　　阳明病，脉迟，食难用饱，饱则微烦，头眩，必小便难，此欲作谷疸。虽下之，腹满如故。所以然者，脉迟故也。

伤寒脉浮而缓，手足自温者，是为系在太阴。太阴当发身黄。若小便自利者，不能发黄，至七八日大便硬者，为阳明病也。

伤寒转系阳明者，其人濈然微汗出也。阳明太阴俱属土，同主中州，而阴阳不同。阳道实，阴道虚之各异耳。故阴阳五气之偏，犯著中州地面，阳邪病阳，阴邪病阴，各从其类。盖风燥热三气，天之阳也，入中州必犯阳明。寒湿二气，天之阴也，入中州必犯太阴。然人之专感一气者少，而数气并感者多。如湿热二气并感，热为阳邪，入中州则犯阳明。湿为阴邪，入中州则犯太阴，条内称阳明病系在太阴者，即湿热并感证也。其人但头汗出，身无汗，小便不利，湿热内郁，所以发黄，茵陈汤主治。若发热汗出，谓之热越，不能发黄。或汗虽不出，而小便自利者，亦不能发黄。总之，湿热有出路也。其小便自利证，至七八日，或暴烦下利，谓之脾家实，腐秽当去，必自愈。倘腐秽不去，小便日利，则大便渐硬，即为阳明病矣。但系在太阴者，转系阳明，非仅小便利，汗亦当濈然出也。

阳明病，脉浮而紧者，必潮热，发作有时。但浮者，盗汗出也。

此言阳明病，潮热汗出，虽似可下，而脉浮究非可下证也。盖脉浮紧者，必潮热。脉但浮者，必盗汗。此类颇多，不可执定一端，遽认作可下证，以起下文诸节。

伤寒，腹满，谵语，寸口脉浮而紧，此肝乘脾也，名曰纵，刺期门。

伤寒发热，啬啬恶寒，渴欲饮水，其腹必满，自汗出，小便利，其病欲解，此肝乘肺也，名曰横，刺期门。

阳明中风，口苦咽干，腹满微喘，发热恶寒，脉浮而紧。若下之，则腹满，小便难也。

口苦咽干，少阳证也。发热恶寒脉浮而紧，太阳证也。虽称阳明，实未离乎太少，故列之合病之前。此阳邪内伏，风寒外袭，大青龙之类也。

阳明病，脉浮而紧，咽燥口苦，腹满而喘，发热汗出，不恶寒反恶热，身重，若发汗则燥，心愦愦，反谵语。若加烧针，必怵惕，烦躁不得眠。若下之，则胃中空虚，客气动膈，心中懊㣽，舌上胎者，栀子豉汤主之。若渴欲饮水，口干舌燥者，白虎加人参汤主之。若脉浮发热，渴欲饮水，小便不利者，猪苓汤主之。

此条当与风温证及三阳合病参看。皆无形之燥热为病，而胃无宿食也，故未经误治之时本是白虎汤主治。不恶寒者，猪苓证；恶寒者，五苓散。

阳明病，汗出多而渴者，不可与猪苓汤，以汗多，胃中燥，猪苓汤复利其小便故也。

阳明病，但头眩，不恶寒，故能食而咳，其人必咽痛。若不咳者，咽不痛。

条内无方，须拟方治。论中咳病凡五，惟真武头眩，柴胡目眩，但云能食则所中阳邪也。真武阳药非宜，而柴胡证又不能食，因思头眩亦聚水之据，拟猪苓主治，爰次猪苓之后。

阳明病，口燥，但欲漱水不欲咽者，此必衄。

脉浮发热，口干鼻燥，能食者，衄。

阳明中风，脉强浮大而短气，腹都满，胁下及心痛，久按之气不通，鼻干不得汗，嗜卧，

一身及面目悉黄，小便难，有潮热，时时哕，耳前后肿，刺之小差。外不解，病过十余日，脉续"宜作弦"浮者，与小柴胡汤。脉但浮，无余证者，与麻黄汤。若不尿，腹满加哕者，不治。太阳"脉浮头项强痛恶寒"与阳明"胃家实"合病者，必自下利，葛根汤

主之。太阳与阳明合病，不下利但呕者，葛根加半夏汤主之。太阳与阳明合病，喘而胸满者，不可下，宜麻黄主之。阳明"胃实"少阳"口苦咽干目眩"合病，必下利，其脉不负者，顺也。负者，失也。互相克贼，名为负也。脉滑而数者，有宿食也，当下之，宜大承气汤。

论中论脉止以关前后分阴阳，从不以左右分藏府。今云互相克贼名曰负，则不得不以左右分配也。盖少阳脉本强细而反见于右关阳明部位，阳明脉本缓大而反见于左关少阳部位，所谓互相克贼也。部位本出《素》《难》，仲景自叙云：撰论用《素》《难》，自揣此说，不大背谬也。

三阳合病，脉浮大，上关上，但欲眠睡，目合则汗。

上关上，寸脉也。

三阳合病，腹满身重，难以转侧，口不仁而面垢，谵语遗尿，发汗则谵语，下之则额上汗出，手足厥冷。若自汗出者，白虎汤主之。

《伤寒论读》辨阳明终

辨少阳病脉证

少阳之为病，口苦，咽干，目眩也。

此是少阳提纲。

伤寒五六日，中风，往来寒热，胸胁苦满，默默不欲饮食，心烦喜呕，或胸中烦而不呕，或渴，或腹中痛，或胁下痞硬，或心下悸，小便不利，或不渴，身有微热，或咳者，小柴胡汤主之。

少阳属火，纯寒纯湿，阴邪不能侵犯，惟兼阳邪，乃能犯之，故伤寒必待五六日后，寒邪微解，方见此证。若中风，则不杂阴邪，故可直中，不待五六日也。是证内挟水气与小青龙同，惟邪在太少之各异耳。伤寒中风，有柴胡证，但见一证便是，不必悉具。但见一证便是，指或字以上诸证言。

血弱气尽，腠理开，邪气因入，与正气相搏，结于胁下，正邪分争，往来寒热，休作有时，默默不欲饮食，藏府相连，其痛必下，邪高痛下，故使呕也，小柴胡汤主之。此言病因藏府相连，其痛必下，明指肝胆言。

伤寒阳脉涩，阴脉弦，法当腹中急痛，先与小建中汤。不差，与小柴胡汤主之。提纲中不言脉，此曰阳脉涩，阴脉弦，后曰脉弦细，又曰脉沉细，脉沉紧。合数条体认，少阳之脉自得，先与小建中汤者，恐邪未尽传少阳也。本太阳病不解，传入少阳者，胁下硬满，干呕不能食，往来寒热，尚未吐下，脉沉紧者，与小柴胡汤。服柴胡汤已，渴者属阳明也，依法治之。

脉沉紧不细，从太阳转入少阳，未经吐下，故得此脉。既见柴胡证，自然用柴胡汤和解。然脉沉紧不细，非少阳本脉，既可转入少阳，即可转入阳明。若服柴胡汤已渴者，又属阳明，不可泥于柴胡之治。二节本是一条，不可拆开。若止云服柴胡汤而渴者，未必即是阳明，不见柴胡汤，去半夏加栝蒌根倍人参一方亦治渴也。

伤寒脉弦细，头痛有热者，属少阳。少阳不可发汗，发汗则谵语，此属胃。胃和则愈，胃不和则烦而悸。

脉弦细极似少阴然，考《内经》少阴之脉，不上头，故以头痛认少阳也。

少阳中风，两耳无所闻，目赤，胸中满而烦者，不可吐下，吐下则悸而惊。

此二节论少阳之禁。

若已吐下、发汗、温针，谵语者，柴胡证罢，此为坏病，知犯何逆，依法治之。

此为坏病句，已递入治误条。

凡柴胡汤病证而下之，若柴胡证未罢者，复与柴胡汤，必蒸蒸而振，却发热汗出而解。

复与柴胡汤，下文柴胡桂姜汤、柴胡龙牡汤皆是，不必小柴胡也。

少阳病，欲解时。从寅至辰上。

伤寒五六日，已发汗而复下之，胸胁满微结，小便不利，渴而不呕，但头汗出，往来寒热，心烦者，此为未解也，柴胡桂枝干姜汤主之。

胸满微结，大似结胸。小便不利，渴而不呕，大似五苓。全不见柴胡证，惟头汗，心烦，往来寒热，为柴胡证之未罢者也。

伤寒八九日，下之胸满烦惊，小便不利，谵语，一身尽重，不可转侧者，柴胡加龙骨牡蛎汤主之。

此误下少阳，伤其枢机者。惟胸满烦三字见，少阳证未罢。

得病六七日，脉迟浮弱，恶风寒，手足温，医二三下之，不能食而胁下满痛，面目及身黄，颈项强，小便难者，与柴胡汤，后必下重。本渴而饮水呕者，柴胡汤不中与也，食谷者哕。

此湿热证系在太阴，而貌似少阳者。其系在太阴证据，未下时于脉迟上见，既下后于身黄上见，其貌似少阳，处在胁下满痛一证，恐人误认少阳，故辨之。

太阳少阳并病，心下硬，颈项强而眩者，当刺大椎、肺俞、肝俞，慎勿下之。

肺俞在大椎下第三节，肝俞第五节去中行一寸半足太阳经穴。

太阳少阳并病，而反下之成结胸，心下硬，下利不止，水浆不入，其人烦心，结胸者，项亦强，如柔痉状，下之则和，宜大陷胸丸。

太阳与少阳并病，头项强痛，或眩冒，时如结胸，心下痞硬者，当刺大椎第一间肺俞、肝俞，慎不可发汗。发汗则谵语，脉弦五六日，谵语不止，刺期门。

太阳与少阳合病，自下利者，与黄芩汤。若呕者，黄芩加半夏汤主之。

《伤寒论读》少阳终

辨太阴病脉证

太阴之为病，腹满而吐，食不下，自利益甚，时腹自痛。若下之，必胸下结硬。

太阴阳明，俱属土，同主中州，病则先形诸腹。阳明为阳土，阳道实，故病则胃家实而非满也。太阴为阴土，阴道虚，故病则腹满而不能实也。凡风燥热三阳邪犯阳明，寒与湿二阴邪犯太阴。阳邪犯阳，则能食而不呕；阴邪犯阴，则不能食而吐。阳邪犯阳，则不大便；阴邪犯阴，则自利证俱。相反可认。若误下则胃中空虚，客气动膈，在阳邪则懊憹而烦，在阴邪则胸下结鞕，倘再误攻，必至利不止而死。此太阴病之提纲也。后称太阴病，俱指腹满言。

自利不渴者，属太阴，以其藏有寒故也。当温之，宜服四逆辈。

自利者，不因下而利也。凡利，津液下注，外证多渴，其不渴者，属太阴之寒病也。上节无方，此出方治，以不渴两字认太阴。此是辨寒热利之金针，常须识此，勿令误也。

太阴中风，四肢烦疼，脉阳微阴涩而长者，为欲愈。

凡阴邪病阴，或四肢烦疼，或身体疼痛，俱为有表证，即风邪也。既称太阴病，无有不伤寒湿者，略兼风邪，即名太阴中风。若止感风而无寒湿，未有不发热者，并不入太阴也。其欲愈之征，全在脉长上见，以长则气治也。至若阳微阴涩，仍是太阴病脉耳。

太阴病欲解时，从亥至丑上。

太阴病，脉浮者，可发汗，宜桂枝汤。

脉浮表邪不少也。虽见腹满，仍宜汗解。下利腹胀满身体疼痛者，先温其里，乃攻其表。温里，宜四逆汤；攻表，宜桂枝汤。表里不解，有先里后表法。

本太阳病，医反下之，因而腹满时痛者，属太阴也，桂枝加芍药汤主之。大实痛者，桂枝加大黄汤主之。

此但腹满时痛，而无吐利证，且本非太阴病，从误下太阳得来，故可加芍药加大黄，否则温之犹恐未效，而可寒之乎？

太阴为病，脉弱，其人续自便利，设当行大黄芍药者，宜减之，以其人胃气弱易动故也。

此言人平素本有太阴病，虽感热邪，当行大黄芍药者，宜减，用恐动脾气也。太阴为病若何？其脉则弱，其病则续自便利也。即此可以见太阴病之本脉。

《伤寒论读》太阴终

辨少阴病脉证

少阴之为病，脉微细，但欲寐也。

微，薄也，属阳。虚，细小也，属阴。虚但欲寐者，卫气行于阴而不能行于阳也。此是少阴病之提纲。凡称少阴病，必见但欲寐之证。据而其脉或微或细，见一即是，不必并见。少阴肾脉也，真阴真阳寓焉。阳虚则易受寒，阴虚则易中热，第阳即虚矣。而复受寒则微阳有立亡之势，阴既虚矣，而复伤热则微阴有立竭之虞，故辨证即明治不宜缓。微字作薄字解。熟读全论自明，不必泥于儒家训诂。

少阴病，始得之，反发热，脉沉者，麻黄附子细辛汤主之。少阴病者，但欲寐也。此条虽属阳虚受寒而始得之，时脉尚沉，而未微也，故可发汗。若脉即微，则不可发汗矣。少阴病，不发热者居多，故曰反发热，肾中真阳先亏，失于捍御，故邪得以犯之。然寒邪虽能犯少阴，终属天气，必由外而入，故少阴病始得之，未入于里者，尚可护其阳而散之。

少阴病，得之二三日，麻黄附子甘草汤微发汗，以二三日无里证，故微发汗也。里证见于病者，吐利烦躁是也。见于脉者，沉细数是也。二三日较始得之时日期已深，故虽发热无里证者，亦当去细辛之辛烈，加甘草以保中。

少阴病，脉细沉数，病为在里，不可发汗。脉细属阴虚，沉为在里，数则为热，此阴虚而热邪入里也。

少阴病，得之二三日以上，心中烦，不得卧，黄连阿胶汤主之。

上节有脉而无证治，此详言证治。

少阴病，但厥，无汗而强发之，必动其血。未知从何道出，或从口鼻，或从目出，是名下厥上竭，为难治。

此言误汗而成难治之证。

少阴病，脉微，不可发汗，亡阳故也。阳已虚，尺脉弱涩者，复不可下之。

读此见前条之可发汗者，脉但沉而不微也。

少阴中风，脉阳微阴浮，为欲愈。

凡阳邪所病，俱称中风，三阴经病，惟感阳邪者，可自愈。

少阴负跗阳者，为顺也。

少阴，太溪脉也，在足内踝之下。跗阳，阳明脉也，在足而上。少阴病，则太溪脉自当小于跗阳，为顺也。

少阴病欲解时，从子至寅上。

少阴病，身体痛，手足寒，骨节疼，脉沉者，附子汤主之。

手足寒者，手指寒至腕，足指寒至踝，不遍四体也。阴阳之气不相顺接使然。盖手三阴脉终于手指，手三阳脉起于手指，足三阳脉终于足指，足三阴脉起于足指。可见，手足乃阴阳交接之所，苟阴阳之气不相顺接，则手足便为寒冷，然有阳结阴结之异。少阳论云：伤寒五六日，头汗出，微恶寒，手足冷，脉细者，此为阳微结，是阳不与阴顺接也。病在阳，头有汗出，可据本条。阴不与阳顺接，病在阴，头无汗出可据。其病由阳气虚而微感寒湿，其感寒之证据在身体痛，感湿之证据在骨节疼，所以主治方中用参附芍，以补阳退寒，用苓术以除湿。

少阴病，得之一二日，口中和，其背恶寒者，当灸之，附子汤主之。

承上文言附子汤不可妄用。如背为阳，阳部恶寒，阳虚明矣。然人参白虎亦有背恶寒证，惟口中燥渴为异耳。故必口中和者，乃可用附子汤。

少阴病，得之二三日，口燥咽干者，急下之，宜大承气汤。此非真少阴也，以其证见但欲寐，故不得不称少阴，亦不得不合辨。言但欲寐证有极寒极热之邪在里为患，倘未形诸外者，当于口中和与燥辨之，尤为易见，此条热邪内炽，津液有立竭之势，下之宜急，与上节针锋相对。

少阴病，二三日，咽痛者，可与甘草汤；不差者，与桔硬汤。

少阴病，咽痛，半夏散及汤主之。

少阴病，咽中伤，生疮不能语言，声不出者，苦酒汤主之。误汗条云：亡阳属少阴，法当咽痛而复吐利，可知咽痛不独阴虚证方有，而阳虚证更多。盖阳气既虚，则津液凝聚不化，随经壅塞于上，故咽为之痛也。

少阴病，下利，咽痛，胸满，心烦者，猪肤汤主之。

胸在膈上，乃清阳地面，此处满闷皆属痰饮闭塞清道，亦瓜蒂证之类。清道一闭，必有咽痛心烦等病，其不用瓜蒂吐法，而用猪肤滑润法者，以下焦更有病故耳。肤，注疏作革外，薄皮。但此非滑润之物，细察肤宇形，象在皮里肉外，用者审之。

少阴病，饮食入口则吐，心中温温欲吐，复不能吐，始得之，手足寒，脉弦迟者，此胸中实，不可下也，当吐之。若膈上有寒饮，干呕者，不可吐也，急温之，宜四逆汤。论干呕所因不同，有津液凝聚而成痰者，所谓胸中实，此可吐不可下也。有阳虚不能蒸化水饮，聚于膈上，所谓膈上寒饮者，此可温不可吐也。然胸实之脉弦迟，而寒饮之脉非弦迟也。然则脉象何如，可用急温耶？

少阴病，脉沉者，急温之，宜四逆汤。

此补上寒饮之脉也。两节若分置两处，则上节有缺文，而本条不承干呕来，则脉沉亦未必即是急温证。

病人手足厥冷，脉乍紧者，邪结在胸中，心中满而烦，饥不能食者，病在胸中，当须吐之，宜瓜蒂散。

详言胸实脉证，出方主治。

少阴病二三日，至四五日，腹满，小便不利，下利不止，便脓血者，桃花汤主之。数条相似，认证处在便脓血。

少阴病二三日不已，至四五日，腹痛，小便不利，四肢沉重疼痛，自下利者，此为有水气，其人或咳，或小便利，或下利，或呕者，真武汤主之。

数条相似，异处在四肢沉重疼痛。

少阴病，四逆，其人或咳，或悸，或小便不利，或腹中痛，或泄利下重者，四逆散主之。

数条相似，异处在四逆，泄利下重。

少阴病，咳而下利，谵语者，被火气劫故也。小便必难，以强责少阴汗也。数条相似，此惟谵语为异。然厥阴中亦有下利谵语，须认定但欲寐三字，方是此证。

少阴病，下利六七日，咳而呕渴，心烦不得眠者，猪苓汤主之。

数条相似，此惟口渴为异。是先伤水，暑热后伤饮，故较黄连阿胶汤证多一下利。

少阴病，欲吐，不吐心烦，但欲寐，五六日自利而渴者，属少阴也。虚故引水自救。若小便色白者，少阴病形悉具。小便白者，以下焦虚有寒，不能制水，故令色白也。

此与上猪苓证极相似，一热一寒，反掌生杀，当于小便之白不白上辨。

少阴病下利，白通汤主之。

此即上条之方也。

少阴病下利脉微者，与白通汤。利不止，厥逆无脉，干呕烦者，白通加猪胆汁汤主之。服汤脉暴出者，死。微续者，生。

读此方知饮水自救，是死生参半之证。

少阴病六七日，息高者死。

少阴病，下利止而头眩，时时自冒者，死。藏府不运，故利止。微阳上脱，故头眩。少阴病，下利，若利自止恶寒而踡卧，手足温者，可治。

脾主四肢，手足温者，中州之阳有来复之机，所以利自止。然真阳未能遽复，必藉温药以复之，故曰可治。治之之法，不外四逆辈。

少阴病，恶寒身踡而利，手足逆冷者，不治。

少阴病，四逆，恶寒而身踡，脉不至，不烦而燥者，死。

烦，乃心烦。躁，是身躁。烦者阴邪内盛，孤阳有不得自安之意。不烦而躁者，孤阳已拒于外，在内绝无阳气也，即不下利亦死。

少阴病，恶寒而踡，时自烦，欲去衣被者，可治。

微阳尚存，故可治。

少阴病，下利清谷，里寒外热，手足厥逆，脉微欲绝，身反不恶寒，其人面赤色，或腹痛，或干呕，或咽痛，或利止脉不出者，通脉四逆汤主之。其脉即出者愈。

下利完谷不化，则里寒明矣。而外反发热，谓之里寒外热，手足虽冷，身反不恶寒，是阴盛格阳于外也。然阳气虽格于外，尚在躯壳之间，未曾散失，逐退阴邪，阳气立返，脉亦当即出，故曰其脉即出者，愈。至若白通证，身不发热，则阳气内外俱微，服药后，令阴渐退，阳渐复，则脉亦当渐出。若暴出则微阳外散矣。故曰暴出者死，微续者生。两论不同，各有意义。

下利清谷，里寒外热，汗出而厥者，通脉四逆汤主之。

上条不言汗出，此多一汗出证，大抵见少阴病下利清谷，里寒外热，手足厥逆者，无论有汗无汗，均宜通脉四逆主治。外有甘草泻心一证，亦完谷不化，与此相似，然有心下痞硬，干呕心烦可据。

少阴病，自利清水，色纯青，心下必痛，口干燥，急下之，宜大承气汤。

火性急速，迫水下行，利中之独异者。

少阴病，六七日，腹胀不大便者，急下之，宜大承气汤。

论急下证类叙及之。

少阴病，下利脉微涩，呕而汗出，必数更衣，反少者，当温其上灸之。

此阳气下陷证也。温上，灸百会也。扁鹊灸虢太子之五会穴，即此在头顶陷中，取《内经》下者兴之之义。

少阴病，脉微细沉，但欲卧，汗出不烦，自欲吐，至五六日，自利复烦燥，不得卧寐者，死。

少阴病，脉紧至七八日，自下利，脉暴微，手足反温，脉紧反去者，为欲解也。虽烦下利，必自愈。

其自愈处未下利时，全在脉紧上看出，既下利后，全在手足反温上看出。其下利之故，与脾家实腐秽当去条同。

少阴病，吐利躁烦，四逆者，死。

少阴病，吐利，手足厥冷，烦躁欲死者，吴茱萸汤主之。

两条证同而一死一可治者，全在四逆与手足冷上分出。盖手指至肩，足指至髀枢名四肢。四逆者，四肢尽冷也。手指至腕，足至踝，名手足。手足冷者，冷止在手足也。轻重固自有分，然何至死生各异？不敢强解。

少阴病，吐利，手足不逆冷，反发热者，不死。脉不知者，灸少阴七壮。

手足不逆冷，较手足逆冷尤轻。即吐利，脉不至者，亦不须通脉汤，但灸少阴可愈。

少阴病，八九日，一身手足尽热者，以热在膀胱，必便血也。

上言手足不逆冷者可治，因论及一身手足尽热者。少阴论中无便血方，非缺文也，其曰热在膀胱，已指出病根，不必另议，方治不见。太阳论中云：热结膀胱，血自下，下者愈，早有桃核承气汤主治，不必再说，论中尽有此遥递法。

少阴病下利，便脓血者桃花汤主之。

桃花汤凡两见，前条有腹满小便不利证，故与腹痛小便不利并录此，不言腹满，止言下利，便脓血，故次于便血后。

少阴病下利便脓血者，可刺。

《伤寒论读》少阴卷终

辨厥阴病脉症

厥阴之为病消渴，气上撞心，心中疼热，饥而不欲食，食则吐蛔。下之，利不止。

此厥阴病之提纲也。然消渴，气上撞心，心中疼热，饥不欲食，食则吐蛔之外，更有厥热往来，或呕，或利等证，犹之阳明病胃家实之外，更有身热汗出不恶寒反恶热等证。故阳明病必须内外证合见，乃是真阳明。厥阴病亦必内外证合，见乃是真厥阴。其余或厥或利或呕，而内无气上撞心，心中疼热等证，皆似厥阴而实非厥阴也。

伤寒一二日，至四五日而厥者，必发热。前热者后必厥，厥深者热亦深，厥微者热亦微。厥应下之，而发汗者，必口伤烂赤。

此正邪分争，一大往来寒热病也。厥深热亦深，厥微热亦微，犹言寒重则发热亦重，寒轻则发热亦轻论，其常理也。其有不然者，可以决病之进退矣。故下文即论厥少热多，厥多热少，不知注伤寒者，皆以热字作伏热解，遂令厥阴病有热无寒矣。不思乌梅丸是厥阴主方，如果有热无寒，何以方中任用姜附桂辛椒大辛热耶？盖厥阴为三阴之尽病及此者，必阴阳错杂，况厥阴肝木于卦为震，一阳居二阴之下，是其本象，病则阳泛于上，阴伏于下，而下寒上热之证作矣。其病藏寒，蛔上入膈，是下寒之证据也。消渴，心中疼热，是上热之证据也。况厥者，逆也，下气逆上，即是孤阳上泛，其病多升少降。凡吐蛔，气上撞心，皆是过升之病，治宜下降，其逆上之阳，取《内经》高者抑之之义，其下之之法，非必硝黄攻克实热，方为下剂，即乌梅丸一方，下法已具，方中毋黄连乌梅黄柏苦酸咸，纯阴为下降，即附子直达命门，亦莫非下降药也，下之而阳伏于下，则阴阳之气顺而厥可愈矣。倘误认厥为外寒所束，而反发其汗，则心中疼热之阳尽升于上而口伤烂赤矣。以表药多升，而厥阴之脉环唇内也。

伤寒病，厥五日，热亦五日，设六日当复厥不厥者，自愈。厥终不过五日，以热五日故知自愈。

伤寒，发热四日，厥反三日，复热四日，厥少热多，其病当愈。四日至七日热不除者，其后必便脓血。

伤寒厥四日，热反三日，复厥五日，其病为进，寒多热少，阳气退，故为进也。

伤寒始发热六日，厥反九日而利，凡厥利者，当不能食，今反能食者，恐为除中。食已索饼，不发热者，知胃气尚在，必愈。恐暴热来，出而复去也。后三日，脉之，其热续在者，期之旦日，夜半愈。所以然者，本发热六日，厥反九日，复发热三日，并前六日，亦为九日，与厥相应，故期之旦日夜半愈。后三日脉之，而脉数其热不罢者，此为热气有余，必发痈脓也。

除中者，中气除也。喻嘉言谓之胃阳发露。凡厥利当不能食，忽然能食，暴热一来，其阳即散，立毙之候也。

伤寒脉迟，至六七日而反与黄芩汤彻其热，脉迟为寒，今与黄芩汤复除其热，腹中应冷，当不能食，今反能食此名除中，必死。

此原除中病因。

伤寒先厥后发热而利者，必自止，见厥复利。

此论其常理。

伤寒，先厥后发热，下利必自止，而反汗出，咽中痛者，其喉为痹。发热无汗而利，必自止。若不止，必便脓血。便脓血者，其喉不痹。

此论其变态阳气过亢上升下降之证。

伤寒脉微而厥，至七八日肤冷，其人躁无暂安时者，此为藏厥，非蛔厥也。蛔厥者，其人当吐蛔。令病者静而复时烦，此为藏寒，蛔上入膈，故烦。须臾复止，得食而呕又烦者，蛔闻食臭出，其人当自吐蛔。蛔厥者，乌梅丸主之。又主久利。

蛔厥证中下二焦俱寒，膈上独热，治当下其逆上之阳，此厥阴之正病也。节首脉微藏厥，与少阴有阴无阳之死证同。

厥阴中风，脉微浮为欲愈，不浮为未愈。提纲中不言脉，读此可知厥阴脉本沉也。又读上条脉微为藏厥，可知厥阴不甚微也。

厥阴病，欲解时，从丑至卯上。

厥有病渴，欲饮水者，少少与之愈。

凡厥者，阴阳气不相顺接便为厥。厥者，手足逆冷是也。

此推开说凡阴阳气不相顺接便为手足逆冷，故手足冷他证尚未必即是厥阴病，以起下诸条。

伤寒脉促，手足厥逆者，可灸之。

伤寒六七日，脉微，手足厥冷，烦躁，灸厥阴不还者，死。

灸厥阴脉起处，足大指丛毛之际。

伤寒脉滑而厥者，里有热也，白虎汤主之。

白虎证兼有消渴却与厥阴病相似，惟脉滑并无气上撞心，心中疼为异耳。此已下数，俱非厥阴正病，因论手足厥冷，故类叙及之，以便同中审异耳。后呕论与下利仿此。阳明论中非阳明而仍称阳明者，以皆有胃实证也，使人就胃实中分别。厥阴论中非厥阴，即不称厥阴而止称伤寒者，以无气上撞心，心中疼热等证故也。

伤寒厥而心下悸者，宜先治水，当服茯苓甘草汤，却治其厥。不尔，水渍入胃，必作利也。

诸四逆厥者，不可下之，虚家亦然。

下，攻下也。虚家亦然者，言虚家亦令四逆厥也。起下三节。

伤寒五六日，不结胸，腹濡脉虚复厥者，不可下，此为亡血，下之死。

病者手足厥冷，言我不结胸，小腹满，按之痛者，此冷结在膀胱关元也。

论厥而两言不结胸者，以少阴论中有。病人手足厥冷，脉乍紧者，邪结在胸中一条，少阴论中手足冷者颇多，皆不论独取。未经论者论之，其白虎证虽经论过，但前止云背恶寒而未及手足冷，故复论之。

手足厥寒，脉细欲绝者，当归四逆汤主之。若其人内有久寒者，当归四逆加吴茱萸生姜汤主之。

上方治腹濡脉虚证，下方治冷结在膀胱关元证。叔和释脉云：细极谓之微，则此之脉细欲绝，即与微脉混矣。不知微者，薄也，属阳气虚。细者，小也，属阴血虚。薄者，未必小；小者，未必薄也。盖营行脉中，阴血虚则实，其中者少，脉故小。卫行脉外，阳气虚则约乎外者怯，脉故薄。况前人用微字多取薄字意，试问微云淡河汉薄乎？细乎？故少阴论中脉微欲绝，用通脉四逆主治，回阳之剂也。两脉阴阳各异，岂堪混释！

伤寒热少厥微，指头寒，默默不欲食，烦躁数日，小便利，色白者，此热除也。欲得食，其病为愈。若厥而便呕，胸胁烦满者，其后必便血。

呕而发热者，小柴胡汤主之。

此即治上热未除之证。

呕而脉弱，小便复利，身有微热，见厥者，难治，四逆汤主之。

缓弱之脉，多属太阴，非湿即寒。今小便利，非湿也，呕而厥寒也，故用四逆。干呕，吐涎沫，头痛者，吴茱萸汤主之。

阳明论二三日呕而咳，手足厥者，必苦头痛。若不咳不呕手足不厥者，头不痛，亦用吴茱萸汤。今云头痛则呕，与咳在所必有。

呕家有痈脓者，不可治呕，脓尽自愈。伤寒发热，下利厥逆躁，不得卧者，死。伤寒发热，下利至甚，咳不止者，死。

二节论下利发热之死证。

下利脉沉弦者，下重也。脉大者，为未止。脉微弱数者，为欲自止，虽发热，不死。

此总论下利之脉。喻嘉言执此发热不死句，以为与《内经》下利身热则死相反，因谓此之下利，非《内经》之下利，创制逆流挽舟伪法，妖诬后人。不思仲景何尝不言下利发热者死？上文已两言之矣。独是见此微弱数之脉，虽发热不死耳。跟定上文，发热者死来，虽字故有著落。若照喻嘉言讲，虽字全无着落。

下利有微热而渴，脉弱者，令自愈。

下利脉数，有微热，汗出，令自愈。设复紧，为未解。

下利脉数而渴者，令自愈。设不差，必清脓血，以有热故也。

指出便脓血之病根，以便施治。其治热利之方，即白头翁汤也。便脓血不同少阴病，便脓血桃花汤主治。此之便脓血，白头翁汤主治。认证处全在欲寐不欲寐上辨。

下利，寸脉反浮数，尺中自涩者，必清脓血。

下利欲饮水者，以有热故也，白头翁汤主之。

水，冷水也。欲饮水，较渴更甚。

热利下重者，白头翁汤主之。

热利者，或便脓血，或未便脓血而已。见脉数，渴欲饮水等证也。下重，少阴四逆散证，亦泄利下重。然既称阴，必有但欲寐可认。

下利谵语者，有燥屎也，宜小承气汤。

下利脉沉而迟，其人面少赤，身有微热，下利清谷者，必郁冒，汗出而解。病人必微厥，所以然者，其面戴阳，下虚故也。

下利后脉绝，手足厥冷，晬时脉还，手足温者，生。脉不还者，死。

下利手足厥冷，无脉者，灸之。不过若脉不还反微喘者，死。

伤寒下利，日十余行，脉反实者，死。

《伤寒论读》厥阴卷终

平脉法

脉法一篇，方喻二家以为非，仲景旧制，而程郊倩独尊信不疑，抑何识见之迥异耶？良以是篇原非出自一手故也。尝读仲景原叙，知是论引用有平脉辨证一书，想撰论时所引用者，采布六经，其所不引用者，不忍弃置，附于论末，仍名平脉法。后被俗医附会，所以间杂鄙俚，而叔和较订时，又将太阳中无六经字面及无方治数条并入，所以愈增错乱。今将太阳中所不可缺者补入太阳，其二脉法仍全录不遣，以备查考。至若并入处，附会处，非敢臆断，谨于各条下注明证据，与同志商之。

问曰：脉有三部，阴阳相乘，营卫血气，在人体躬。呼吸出入，上下于中，因息游布，津液流通。随时动作，效象形容，春弦秋浮，冬沉夏洪。察色观脉，大小不同，一时之间，变无经常。尺寸参差，或短或长，上下乖错，或存或亡。病辄改易，进退低昂，心迷意惑，动失纪纲。愿为具陈，令得分明。师曰：子之所问，道之根源。脉有三部，尺寸及关，营卫流行，不失衡铨。肾沉心洪，肺浮肝弦，此是经常，不失铢分。出入升降，漏刻周旋，水下百刻，一周循环。当复寸口，虚实见焉，变化相乘，阴阳相干。风则浮虚，寒则牢坚，沉潜水蓄，支饮急弦，动则为痛，数则热烦。设有不应，知变所缘。三部不同，病各异端。太过可怪，不及亦然。邪不空见，中必有奸，审察表里，三焦别焉。知其所舍，消息诊看，料度府藏，独见若神。为子条记，传与后人。师曰：呼吸者，脉之头也。

初持脉，来疾去迟，此出疾入迟，名曰内虚外实也。初持脉，来迟去疾，此出迟入疾，名曰内实外虚也。

问曰：上工望而知之，中工问而知之，下工脉而知之，愿闻其说。师曰：病家人请云，病人苦发热，身体疼，病人自卧，师到诊其脉，沉而迟者，知其差也。何以知之？表有病者，脉当浮大，今脉反沉迟，故知其愈也。假令病人云腹内卒痛，病人自坐，师到脉之，浮而大者，知其差也。何以知之？里有病者，脉当沉而细，今脉浮大，故知愈也。

按太阳病，发热头痛，脉反沉，此用四逆汤之重证，岂可妄言愈乎？此以下阳节定属粗工附会。

师曰：病家人来请云，病人发热烦极。明日师到，病人向壁卧，此热已去也。设令脉不和，处言已愈。

设令向壁卧，闻师到不惊起而盼视，若三言三止，脉之咽唾者，此诈病也。设令脉自和，处言汝病太重，当须服吐下药，针灸数百处。

师持脉，病人欠者，无病也。脉之呻者，病也。言迟者，风也。摇头言者，里痛也。行迟者，表强也。坐而伏者，短气也。坐而下一脚者，腰痛也。里实护腹，如怀卵物者，心痛也。

上工望而知之者，望其明堂、关庭、蕃蔽等部位，现何色则知何邪何脏之病，以便施治。如本论之脸内际黄者，知为欲解是也。若第云知病而究不知所以病，将何以施治，岂得谓之上工也哉？

师曰：伏气之病，以意候之，今月之内，欲有伏气。假令旧有伏气，当须脉之，若脉微弱者，当喉中痛，似伤，非喉痹也。病人云：实喉中痛。虽尔，今复欲下利。问曰：人病恐怖者，其脉何状？师曰：脉行如循丝累累然，其面白脱色也。

人不饮，其脉何状？师曰：脉自涩，唇干燥也。

131

人愧者，其脉何类，脉浮而面色乍白乍赤。

问曰：病有灾怪，何谓也？师曰：假令人病，脉得太阳与形证相应，因为作汤，比还送汤，如食顷，病人乃大吐下利腹中痛。师曰：我前来不见此证，今乃变异，是名灾怪。问曰：何缘作此吐利？答曰：或有旧时服药，今乃发作，故为灾怪耳。

已上九节俱是江河诀断，非仲景语。

问曰：经说脉有三菽六菽重者，何谓也？师曰：脉人以指按之，如以三菽之重者，肺气也；如六菽之重者，心气也如九菽之重者，脾气也；如十二菽之重者，肝气也；按之至骨者，肾气也。假令下利，寸口、关上、尺中，悉不见脉，然尺中时一小见，脉再举头者，肾气也；若见损脉来至，为难治。

问曰：东方肝脉，其形何似？师曰：肝者，木也，名厥阴，其脉微弦濡弱而长，是肝脉也。肝病自得濡弱者，愈也。假令得纯弦脉者，死。何以知之？以其脉如弦直，此是肝脏伤，故知死也。

南方心脉，其形何似？师曰：心者，火也，名少阴，其脉洪大而长，是心脉也。心病自得洪大者，愈也。假令脉来微去大，故名反，病在里也。脉来头小本大，故名覆，病在表也。上微头小者，则汗出。下微本大者，则为关格不通，不得尿；头无汗者，可治，有汗者死。

西方肺脉，其形何似？师曰：肺者，金也，名太阴，其脉毛浮也。肺病自得此脉，若得缓迟者，皆愈。若得数者则剧。何以知之？数者，南方火，火克西方金，法当痈肿，为难治也。问曰：二月得毛浮脉，何以处言至秋当死？师曰：二月之时，脉当濡弱，反得毛浮者，故知至秋死。二月肝用事，肝属木，脉应濡弱，反得毛浮者，是肺脉也。肺属金，金来克，木故知至秋死。他皆仿此。师曰：脉肥人责浮，瘦人责沉。肥人当沉，今反浮，瘦人当浮，今反沉，故责之。师曰：寸脉下不至关，为阳绝；尺脉上不至关，为阴绝，此皆不治，决死也。若计其余命生死之期，期以月节克之也。师曰：脉病人不病，名曰行尸，以无王气，卒眩仆不识人者，短命则死。人病脉不病，名曰内虚，以无谷神，虽困无苦。

已上七节，议论虽不出《素》《难》，但笔气与仲景迥异。

问曰：脉有相乘，有纵有横，有逆有顺，何谓也？师曰：木行乘火，金行乘木，名曰纵；火行乘水，木行乘金，名曰横；水行乘金，火行乘木，名曰逆；金行乘水，木行乘火，名曰顺也。

肝乘脾名曰纵，肝乘肺名曰横，论中所引用。

寸口脉诸微亡阳，诸濡亡血，诸弱发热，诸紧为寒，诸乘寒者则为厥。郁冒不仁，以胃无谷气，脾塞不通，口急不能言，战而栗也。

首四句是要言。

问曰：濡弱何以反，适十一头？师曰：五脏六府相乘，故令十一。

问曰：何以知乘府？何以知乘脏？师曰：诸阳浮数为乘府，诸阴沉涩为乘脏也。

问曰：脉有残贼，何谓也？师曰：脉有强紧浮滑沉涩，此六脉名曰残贼，能为诸脉作病也。

两节亦是紧要语。

问曰：翕奄沉，名曰滑，何谓也？师曰：沉为纯阴，翕为正阳，阴阳合和，故令脉滑，关尺自平。阳明脉微沉，食饮自可。少阴脉微滑，滑者，紧之浮名也，此为阴实，其人必股内汗出，阴下湿也。

论中脉浮滑用白虎汤主治，是滑为热也。

此云滑者，紧之浮名，且云阴实，又以滑为寒也，殊不可解。

问曰：曾为人所难，紧脉何从而来？师曰：假令亡汗，若吐，以肺里寒，故令脉紧也。

偏失却脉阴阳俱紧者，名曰伤寒。

寸口卫气盛，名曰高，营气盛，名曰章。高章相搏，名曰纲。卫气弱，名曰惵，营气弱，名曰卑，惵卑相搏，名曰损。卫气和，名曰缓，营气和，名曰迟，迟缓相搏名曰沉。

论中论迟脉不一。迟为无阳，不能作汗，尺中迟者，不可发汗，以营气不足，血少故也。脉浮而迟，表热里寒，四逆汤主治。脉迟为寒，反与黄芩汤彻其热，则为除中。历观数条，止主虚寒，从未有主营气和者，此条脉名俱已换过，今即其不换过之脉辨之，已如此谬解，则换过名式之脉，不必讲矣。

寸口脉缓而迟，缓则阳气长，其色鲜，其颜光，其声商，毛发长。迟则阴气盛，骨髓生，血充满，肌肉紧薄鲜硬。阴阳相抱，营卫俱行，刚柔相搏，名曰强也。

趺阳脉滑而紧，滑者胃气实，紧者脾气强，持实击强，痛还自伤，以手把刃，作座疮也。

以上三节出自一手，无容再辨。

寸口脉浮而大，浮为虚，大为实，在尺为关，在寸为格，关则不得小便，格则吐逆。趺阳脉伏而涩，伏则吐逆，水谷不化，涩则食不得入，名曰关格。

脉浮而大，浮为风虚，大为气强，风气相抟，必成瘾疹，身体为痒。痒者，名泄风，久久为疥癞。

此节议论醇正，的是平脉之旧。

寸口脉弱而迟，弱者卫气微，迟者营中寒。营为血，血寒则发热。卫为气，气微者心内饥，饥而虚满，不能食也。

趺阳脉大而紧者，当即下利，为难治。寸口脉弱而缓，弱者阳气不足，缓者胃气有余，噫而吞酸，食卒不下，气填于膈上也。

跌阳脉紧而浮，浮为气，紧为寒，浮为腹满，紧为绞痛，浮紧相搏，肠鸣而转，转即气动，膈气乃下，少阴脉不出，其阴肿大而虚也。

寸口脉微而涩，微者卫气不行，涩者营气不足，营卫不能相将，三焦无所仰，身体痹不仁。营气不足，则烦疼口难言。卫气虚者，则恶寒数欠，三焦不归其部。上焦不归者，噫而吞酸；中焦不归者，不能消谷引食；下焦不归者，则遗溲。

跌阳脉沉而数，沉为实，数消谷，紧者病难治。

寸口脉微而涩，微者卫气衰，涩者营气不足。卫气衰，面色黄；营气不足，面色青。营为根，卫为叶，营卫俱微，则根叶枯槁而寒栗、咳逆、唾腥、吐涎沫也。

跌阳脉浮而芤，浮者卫气虚，芤者营气伤，其身体酸瘦肌肉甲错，浮芤相搏，宗气衰微，四属断绝。

寸口脉微而缓，微者卫气疏，疏则其肤空；缓则胃气实，实则谷消而水化也。谷入于胃，脉道乃行，水入于经，其血乃成。营盛则其肤必疏，三焦绝经，名曰血崩。

跌阳脉微而紧，紧则为寒，微则为虚，微紧相搏则为短气。少阴脉弱而涩，弱者微烦，涩者厥逆。

跌阳脉不出脾，不上下，身冷肤硬。

少阴脉不至，肾气微，少精血，奔气促，迫上入胸膈，宗气反聚，血结心下。阳气退下，热归阴，股，与阴相动，令身不仁，此为尸厥，当刺期门、巨关。

寸口脉微，尺脉紧，其人虚损多汗，知阴常在，绝不见阳也。

辨脉法

问曰：脉有阴阳，何论也？答曰：凡脉大、浮、数、动、滑，此名阳也；沉、涩、弱、弦、微，此名阴也。凡阴病见阳脉者生，阳病见阴脉者死（编入太阳）。

问曰：脉有阳结、阴结者，何以别之？答曰：其脉浮而数，能食不大便者，此为实，名曰阳结也，期十七日当剧。其脉沉而迟，不能食，身体重，大便反硬，名曰阴结也，期十四日当剧。

此论不大便也。阳结即风热入阳明之证，阴结即寒湿似阳明之证。想是平脉辨证中语，仲景以其语焉不详，故不采入阳明论。

问曰：病有洒淅恶寒，而复发热者何？答曰：阴脉不足，阳往从之，阳脉不足，阴往乘之。曰：何谓阳不足？答曰：假令寸口脉微，名曰阳不足，阴气上入阳中，则洒淅恶寒也。曰：何谓阴不足？答曰：假令尺脉弱，名曰阴不足，阳气下陷入阴中则发热也（入太阳）。阳脉浮，阴脉弱者，则血虚，血虚则筋急也。其脉沉者，营气微也。其脉浮而汗出如流珠者，卫气衰也。营气微者，加烧针则血流不行，更发热而烦躁也。脉蔼蔼如车盖者名曰阳结也。脉累累加循长竿者，名曰阴结也。脉瞥瞥如羹上肥者，阳气微也。脉萦萦如蜘蛛丝者，阴气衰也。脉绵绵如泻漆之绝者，亡其血也。脉来缓，时一止复来者，名曰结。脉来数，时一止复来者，名曰促。脉阳盛则促，阴盛则结，此皆病脉。阴阳相搏，名曰动。阳动则汗出，阴动则发热。形冷恶寒，此三焦伤也。若数脉见于关上，上下无头尾如豆大，厥厥动摇者，名曰动也。

阳脉浮大而濡，阴脉浮大而濡，阴脉与阳脉同等者，名曰缓也（编入传解）。脉浮而紧者，名曰弦也。弦者，状如弓弦，按之不移也。脉紧者，如转索无常也（编入太阳）。

脉弦而大，弦则为减，大则为芤，减则为寒，芤则为虚。寒虚相搏，此名为革。妇人则半产漏下，男子则亡血失精。

此是病脉辨证要语。即下文浮而紧，按之反芤之脉也。大抵战汗之里虚，未必不从此数证得来。

问曰：病有战而汗出，因得解者，何也？答曰：脉浮而紧，按之反芤，此为本虚，故当战而汗出也。其人本虚，是以发战，以脉浮故当汗出而解也。若脉浮而数，按之不芤，此人本不虚。若欲自解，但汗出耳，不发战也（编入传解）。

问曰：病有不战而汗出解者，何也？答曰：脉大而浮数，故知不战汗出而解也（入传解）。

问曰：病有不战不汗出而解者，何也？答曰：其脉自微，此以曾经发汗、若吐、若下、若亡血，以内无津液，此阴阳自和，必自愈，故不战不汗出而解也（入传解）。

问曰：伤寒三日，脉浮数而微，病人身凉和者，何也？答曰：此为欲解也，解以夜半。脉浮而解者，濈然汗出；脉数而解者，必能食也；脉微而解者，必大汗出也（入传解）。

问曰：脉病欲知愈未愈者，何以别之？答曰：寸口、关上、尺中三处，大小浮沉迟数同等，虽有寒热不解者，此脉阴阳为平，虽剧当愈（入传解）。

师曰：立夏得洪大脉，是其本位，其人病身体苦疼重者，须发其汗。若明日身不疼不重者，不须发汗。若汗濈濈自出者，明日便解矣。何以言之？立夏得洪大脉，是其时脉，故使然也。四时仿此（入传解）。

问曰：凡病欲知何时得，何时愈。答曰：假令夜半得病者，明日日中愈；日中得病者，夜半愈。何以言之？日中得病夜半愈者，以阳得阴则解也；夜半得病，明日日中愈者，以阴得阳则解也（入传解）。

以上七条论欲解之候应在太阳论中，想叔和较订时见此数条既无六经字面，又无方治，所以摘置此处。但摘还未尽，与此相类者尚存数条在太阳。寸口脉浮为在表，沉为在里，数为在府，迟为在藏。假令脉迟，此为在藏也（入太阳）。

趺阳脉，浮而涩，少阴脉如经也，其病在脾，法当下利。何以言之？若脉浮大者，气实血虚也。今趺阳脉浮而涩，故知脾气不足，胃气虚也。以少阴脉弦而浮才见，此为调脉，故称如经也。若反滑而数者，故知当屎脓也。

寸口脉浮而紧，浮则为风，紧则为寒。风则伤卫，寒则伤营，营卫俱病，骨节烦疼，当发其汗也（编入太阳）。

趺阳脉迟而缓，胃气如经也。趺阳脉浮而数，浮则伤胃，数则动脾，此非本病，医特下之所为也。营卫内陷，其数先微，脉反但浮，其人必大便硬，气噫而除。何以言之？本以数脉动脾，其数先微，故知脾气不治，大便硬，气噫而除。今脉反浮，其数改微，邪气独留，心中则饥，邪热不杀谷，潮热发渴，数脉当迟缓，脉因前后度数如法，病者则饥，数脉不时，则生恶疮也。

师曰：病人脉微而涩者，此为医所病也。大发其汗，又数大下之，其人亡血，病当恶寒，后乃发热，无休止时，夏月盛热，欲著复衣；冬月盛寒，欲裸其身。所以然者，阳微则恶寒，阴弱则发热，此医发其汗，使阳气微，又大下之，令阴气弱。五月之时，阳气在表，胃中虚冷，以阳气内微，不能胜冷，故欲著复衣。十一月之时，阳气在里，胃中烦热，以阴气内弱，不能胜热，故欲裸其身。又阴脉迟涩，故知亡血也。脉浮而大，心下反硬，有热，属藏，攻之，不令发汗；属府者，不令溲数，数溲则大便硬。汗多则热愈，汗少则便难，脉迟尚未可攻。

脉浮而洪，身汗如油，喘而不休，水浆不下，形体不仁，乍静乍乱，此为命绝也。又未知何藏先受其灾，若汗出发润，喘而不休者，此为肺先绝也。阳反独留，形体如又烟熏，直视摇头者，此为心先绝也。唇口反青，四肢漐习者，此为肝绝也。环口黧黑，柔汗发黄者，此为脾绝也。溲便遗失，狂言，目反直视者，为此肾绝也。又未知何藏阴阳先绝，若阳气前绝，阴气后竭者，其人死，身色必青；阴气前绝，阳气后竭者，其人死，身色必赤，腋温，心下热也。

　　身色或青或赤，未死之前，必以渐而来，非死后突见也。医有望色一法，真防微杜渐之不可废也。因思蓝斑一证，即色青之渐，实为阳绝之征，世反谓热极胃烂，重投寒药，是乃速绝其阳，宜乎旦发夕死，百无一生矣。曾见一老医，大用参附、奏效，读此始悟，治法之有本，益深钦服。

　　寸口脉浮大，而医反下之，此为大逆。浮则无血，大则为寒，寒气相搏，则为肠鸣。医乃不知，而反饮食冷水，令汗大出，水得寒气，冷必相搏，其人即噎（入误下）。

　　趺阳脉浮，浮则为虚，虚浮相搏，故令气噎，言胃气虚竭也。脉滑则为哕，此为医咎，责虚取实，守空逼血脉浮，鼻中燥者，必衄也。

　　诸脉浮数，当发热而洒淅恶寒，若有痛处，饮食如常者，蓄积有脓也（入太阳）。脉浮而迟，面热赤而战惕者，六七日当汗出而解。反发热者，差迟。迟为无阳，不能作汗，其身必痒也（入传解）。

　　寸口脉阴阳俱紧者，法当清邪中于上焦，浊邪中于下焦。清邪中上，名曰洁也；浊邪中下，名曰浑也。阴中于邪，必内栗也。表气微虚，里气不守，故使中于阴也。阳中于邪，必发热头痛，项强颈挛，腰痛胫酸，所谓阳中雾露之气。故曰清邪中上，浊邪中下。阴气为栗，足膝逆冷，便溺妄出。表气微虚，里气微急，三焦相溷，内外不通。上焦怫郁，脏气相熏，口烂蚀断也。中焦不治，胃气上冲，脾气不转，胃中为浊，营卫不通，血凝不流。若卫气前通者，小便赤黄，与热相搏，因热作使，游于经络，出入脏腑，热气所过，则为痈脓。若阴气前通者，阳气厥微，阴无所使，客气内入，嚏而出之，声嗢咽塞。寒厥相逐，为热所壅，血凝自下，状如豚肝。阴阳俱厥，脾气孤弱，五液注下。下焦不合，清便下重，令便数难，脐恐湫痛，命将难全。脉阴阳俱紧者，口中气出，唇口干燥，蜷卧足冷，鼻中涕出，舌上胎滑，勿妄治也。到七日以来，其人微发热，手足温者，此为欲解；或到八日以上，反大发热者，此为难治。设使恶寒者，必欲呕也；腹内痛者，必欲利也。

脉阴阳俱紧，至于吐利，其脉独不解，紧去人安，此为欲解。若脉迟，至六七日不欲食，此为晚发，水停故也，为未解；食自可者，为欲解（入传解）。病六七日，手足三部脉皆至，大烦而口噤不能言，其人躁扰者，必欲解也。若脉和，其人大烦，目重脸内际黄者，此为欲解也（入传解）。

脉浮而数，浮为风，数为虚，风为热，虚为寒；风虚相搏，则洒淅恶寒也（入太阳）。脉浮而滑，浮为阳，滑为实，阳实相搏，其脉数疾，卫气失度。浮滑之脉数疾，发热汗出者，不治（入阳明）。

伤寒咳逆上气，其脉散者，死。谓其形损故也。

程效倩称二脉法为法祖百千法，皆从此辨定，余独以为不尽然。是论六经篇首，必题辨某经病脉证，是教人病脉参看，方得真据，不然，则一面之词矣。况论中脉同而病异者，不一而足，即如同一阴阳俱紧无汗者，当发汗，汗出者为亡阳。同一脉数能食者实热，吐食者胃冷。夫当汗与亡阳，实热与胃冷，证如冰炭，而脉则毫无异处，是知辨脉而不合参病证，贻害尚可问哉。

《伤寒论读》平脉法终

方

桂枝汤

桂枝三两，去皮　芍药三两　甘草二两，炙　大枣十二枚，劈　生姜三两，切

上五味㕮咀，水七升，微火煮取三升，去滓，温服一升，须臾，啜稀粥一升，助药力。温覆一时许，取微汗，勿令如水流漓。一服差，停后服。若不汗，更服依前法。又不汗，后服小促其期，半日许令三服尽。若病重者，一日一夜服。未愈，更作。禁生冷、粘滑、肉面、五辛、酒酪、臭恶等物。

桂枝加桂汤

即于桂枝汤中加桂二两成五两。

桂枝加厚朴杏仁汤

桂枝汤加厚朴二两　杏仁五十个，去皮尖。

桂枝加葛根汤

桂枝汤加葛根三两。

桂枝加芍药汤

桂枝汤倍芍药共六两。

桂枝加大黄汤

于加芍药方中加大黄一两。

小建中汤

加芍药方中加胶饴一升。

桂枝新加汤

桂枝汤加芍药一两　　人参三两。

桂枝加附子汤

桂枝汤加附子三枚。

桂枝去芍药汤

桂枝汤去芍药一味。

桂枝去芍药加附子汤

去芍药方中加附子一枚。

桂子附子汤

去芍药方增桂一两　　加附子三枚炮。

桂枝附子去桂加术汤

前方去桂加术三两。

桂枝去桂加苓术汤

桂枝汤去桂加苓　　术各三两。

桂枝去芍药加蜀漆龙骨牡蛎救逆汤

桂枝汤去芍药加牡蛎五两，熬　　龙骨四两　　蜀漆三两，洗。

桂枝甘草龙骨牡蛎汤

桂枝一两，去皮　　甘草二两　　炙龙骨二两　　牡蛎二两，熬

水五升，煮取二升半，去滓，分三服。

桂枝加桂汤更加桂三两方

加桂汤更加牡桂三两。

桂枝人参汤

桂枝四两，去皮　　甘草四两，炙　　术三两　　人参三两　　干姜三两

水九升，先煮四味，取五升，内桂，更煮，取三升，去滓分三服。

桂枝甘草汤

桂枝四两，去皮　　甘草二两，炙　　水煮一升服。

甘草附子汤

甘草二两，炙　附子二枚，炮，去皮，脐破　白术二两　桂枝四两

水六升，煮取三升去滓，分三服。

麻黄汤

麻黄三两，去节　桂枝二两，去皮　甘草一两，炙　杏仁七十个，去皮尖

水九升，先煮麻黄减二升，去上沫，内诸药，煮取二升半，去滓，服八合，覆取微汗，不须啜粥，余如桂枝法。

葛根汤

葛根四两　麻黄三两，去节　桂枝二两，去皮　芍药二两　甘草二两，炙　生姜三两，切　大枣十二枚，劈

水一斗，先煮麻黄、葛根，减二升，去沫，内诸药，煮取三升去滓，温服一升。

葛根加半夏汤

葛根汤加半夏半升洗。

大青龙汤

麻黄六两，去节　桂枝二两，去皮　甘草二两，炙　生姜三两，切　杏仁四十枚，去皮，尖　大枣十二枚，劈　石膏如鸡子大，碎，绵裹

水九升，先煮麻黄减二升，去沫，内诸药，煮取三升，去滓，温服一升，取微似汗。汗多者，温粉扑之。

桂枝麻黄各半汤

桂枝一两十六铢，去皮　芍药一两　生姜一两　甘草一两，炙　麻黄一两，去节　杏仁二十四个，去皮，尖　大枣四枚

水五升，先煮麻黄一二沸，去沫，内诸药，煮取一升八合，分三服。

桂枝二麻黄一汤

桂枝一两十七铢，去皮　白芍一两六铢　生姜一两六铢　甘草炙，二两

二铢　麻黄十六铢，去节　杏仁十六个，去衣、尖　大枣五个，劈

煎如前法，分二服。

桂枝二越婢一汤

桂枝十八铢，去皮　芍药十八铢　甘草炙，十八铢　麻黄十八铢，去节　石膏二十四铢，碎，绵裹　生姜一两三钱　大枣四枚，劈

煎如前法，分二服。

麻黄杏仁甘草石膏汤

麻黄四两，去节　杏仁五十个，去皮、尖　甘草炙，二两　石膏半斤，碎，绵裹

煎如前法，分二服。

麻黄连轺赤小豆汤

麻黄二两，去节　连轺二两　大枣十二，劈　赤小豆一升　杏仁四十个，去皮，尖　甘草炙，一两　生梓白皮一升　生姜一两，切

水一斗，先煎麻黄，再沸，去沫，内诸药，煮取三升，分三服，半日服尽。

麻黄附子细辛汤

麻黄二两，去节　附子一枚，炮　细辛二两

水一斗，先煎麻黄减二升，去沫，内诸药，煮取三升，去滓，温服一升，日三服。

麻黄附子甘草汤

麻黄二两，去节　附子一枚，炮　甘草二两，炙

煎如前法，分三服。

麻黄升麻汤

麻黄二两半，去节　升麻一两，一分　当归一两一分　甘草六铢，炙　知母十八铢　黄芩十八铢　葳蕤十八铢　石膏六铢，碎，绵裹　白术六铢　天门冬六铢　干姜六铢　白芍六铢　桂枝六铢　茯苓六铢

上十四味，水一斗，先煮麻黄一两，沸，去沫，内诸药，煮取三升，去滓，分三服。相去如

炊三斗米顷，令尽汗出愈。

小青龙汤

麻黄三两，去节　　芍药三两　　五味子半升　　干姜二两　　甘草三两，炙　　桂枝三两，去皮　　半夏半升，洗　　细辛三两

上八味，水一斗，先煮麻黄减二升，去沫，内诸药，煮取三升，去滓，温服一升。微利者，去麻黄加荛花如鸡子大，熬令赤色。渴者，去半夏加栝蒌根三两。噎者，去麻黄加附子一枚，炮。小便不利，少腹满，去麻黄加茯苓四两。喘者，去麻黄加杏仁半升，去皮、尖。

小柴胡汤

柴胡半斤　　半夏半升，洗　　黄芩三两　　人参三两　　甘草三两，炙　　生姜二两，切　　大枣十二枚，劈

上七味，水一斗二升，煎取六升，去滓，再煎，取三升，温服一升，日三服。胸中烦而不呕，去半夏人参加栝蒌实一枚。渴者，去半夏加人参合前成四两半，栝蒌根四两。腹痛，去黄芩加白芍三两。胁下痞硬，去大枣加牡蛎四两。心下悸，小便不利，去黄芩加茯苓四两。不渴，外有微热，去人参加桂枝三两，温覆取微似汗愈。咳，去人参、大枣、生姜、加五味子半升，干姜二两。

四逆散

柴胡　　白芍　　甘草炙　　枳实破水渍，炙，各十分，等分

捣筛，白饮和服方寸匕，日三服。咳，加五味子干姜各五分，并主下利。悸加桂枝五分。小便不利加茯苓五分。腹中痛，加附子一枚，炮令折。泄利下重，先以水五升，煮薤白三升，煮取三升，去滓，以散三方寸匕，内汤中，煮取一升半，分温再服。

大柴胡汤

柴胡半斤　半夏半升，洗　芍药三两　枳实四枚　黄芩三两　大黄二两　生姜五两　大枣十二枚，劈

上八味，水一斗二升，煮取六升，去滓，再煎，至三升分三服。

柴胡加芒硝汤

小柴胡汤中加芒硝六两。

柴胡胡加龙骨牡蛎汤

柴胡四两　半夏二合，洗　人参一两半　生姜一两半，切　大枣六枚，劈　茯苓一两半　桂枝一两半　龙骨一两半　牡蛎一两半，煅　大黄一两　铅丹一两半

上十一味，水八升，煮取四升，内大黄，切，如棋子，更煮一二沸，去渣，服一升。

柴胡加桂枝汤

柴胡四两　半夏二合半，洗　黄芩一两半　甘草一两，炙　人参一两半　桂枝一两半　白芍一两半　生姜一两半　大枣六枚，劈

上九味，水七升，煮取三升，去滓，分三服。

柴胡桂枝干姜汤

柴胡半斤　桂枝三两　干姜三两　栝蒌根四两　黄芩三两　牡蛎三两　熬甘草二两，炙

上七味，水一斗二升，煮取六升，去滓，再煎，取三升，温服一服日三服。初服微烦，复服汗出便愈。

茯苓甘草汤

茯苓二两　桂枝二两　生姜三两　甘草一两，炙

水四升，煮取二升，取滓，分三服。

苓桂甘枣汤

茯苓半斤　桂枝四两　大枣十五个　甘草二两，炙

甘澜水一斗，先煮茯苓减二升，内诸药，煮三升，去滓，日三服。作甘澜水法，以水置盆扬之数百遍，水上有珠子数千颗即成。

苓桂术甘汤

茯苓四两　桂枝三两　白术二两　甘草二两，炙

水六升，煮取三升，去滓，分三服。

五苓散

泽泻一两六铢　猪苓十八铢，去皮　茯苓十八铢　白术十八铢　桂枝半两，去皮

为散，白饮和服，初方寸匕，日三多服暖水，汗出愈。

猪苓汤

猪苓一两　茯苓一两　滑石一两，碎　泽泻一两　阿胶一两

先煮四味，取二升，去滓，内胶烊消，分三服。

栀子柏皮汤

栀子十五枚，劈　甘草一两，炙　黄柏一两

水四升，煮取一升半，去滓，分二服。

栀子豉汤

栀子十四枚，劈　香豉四合，绵裹

水四升，先煮栀子得二升半，煮取一升半，去滓，分二服，得吐止后服。

栀子甘草豉汤

栀豉汤内加炙甘草二两。

栀子生姜豉汤

栀豉汤内加生姜五两。

栀子干姜汤

栀豉十四枚，劈　干姜二两

上二味，水三升半，煮取一升半，去滓，分二服，得吐止后服。

栀子厚朴汤

栀子<small>十四枚，劈</small>　厚朴<small>四两</small>　姜炙　枳实<small>四两，汤浸去穰，炒</small>

水三升半，煮取一升半，去滓，分三服，得吐止后服。

大黄黄连泻心汤

大黄<small>二两</small>　黄连<small>一两</small>　麻沸汤<small>二升</small>

渍之，须臾，绞去滓，分温再服。

附子泻心汤

大黄<small>二两</small>　黄连<small>一两</small>　黄芩<small>一两</small>　附子<small>一枚，炮，去皮</small>

别煮汁，麻沸二升，渍三味，须臾绞去滓，内附子汁，分两服。

甘草泻心汤

甘草<small>四两，炙</small>　黄芩<small>三两</small>　黄连<small>一两</small>　干姜<small>三两</small>　半夏<small>半升，洗</small>　大枣<small>十二枚，劈</small>

上六味，水一斗，煮取六升，去滓，再煎取三升，温服一升，日三服。

半夏泻心汤

半夏<small>半升，洗</small>　黄芩<small>三两</small>　黄连<small>一两</small>　干姜<small>三两</small>　甘草<small>三两，炙</small>　大枣<small>十二枚，劈</small>　人参<small>三两</small>

上七味，水一斗，煮取六升，去滓，煎煮三升温服一升，日三服。

生姜泻心汤

生姜<small>四两</small>　黄芩<small>三两</small>　黄连<small>一两</small>　干姜<small>一两</small>　甘草<small>三两，炙</small>　大枣<small>十二枚，劈</small>　人参<small>三两</small>　半夏<small>半升，洗</small>

上八味，水一斗，煮法同前。

148

旋覆代赭石汤

旋覆花三两　　人参二两　　生姜五两，切　　代赭石一两　　半夏半升，洗　　甘草三两，炙　　大枣十二枚，劈

上七味，水一斗，煮取六升，去滓，再煎，取三升，温服一升，日三服。

朴姜甘半参汤

厚朴半斤，去皮，炙　　生姜半斤，切　　半夏半升，洗　　人参一两　　甘草二两，炙

上五味，水一斗，煮取三升，去滓，温服一升，日三服。

瓜蒂散

瓜蒂一分，熬　　赤小豆一分

各别捣筛，已合治之取一钱匕，以香豉一合，热汤七合，煮作稀糜，去滓取汁和散，温服。不吐少加，得快吐乃。止亡血虚家禁用。

十枣汤

芫花熬　　甘遂　　大戟等分

别捣为散，水一升半，大枣肥者十枚，煮取八合，去滓，内药末。强人钱匕，羸人半钱。平旦温服。若下少病不除者，明日更服，加半钱，得快利后，糜粥自养。

白散

桔梗三分　　贝母三分　　巴豆一分，去皮，熬黑，研如泥

二味先为末，内巴豆，更杵之，白饮和服，强人一钱，羸者减之。病在膈上，必吐；在膈下必利。若不利，进热粥一杯，倘利过不止，进冷粥一杯。

小陷胸汤

黄连一两　　半夏半斤，洗　　栝蒌实大者一枚

水六升，先煮蒌取三升，去滓，内诸药，再煮取二升，去滓，分三服。

大陷胸汤

大黄六两，去皮　芒硝一升　甘遂一钱，零研

水六升，先煮大黄，取二升，去滓，内芒硝，煮一二沸，内甘遂末。温服一升，得快利，止后服。

大陷胸丸

大黄半斤　葶苈半升，熬　芒硝半升　杏仁半升，去皮尖，熬黑，先捣筛

二味内杏仁、芒硝合研如脂和散，取如弹丸一枚，别捣甘遂末一钱匕，白蜜二合，水二升，煮取一升，温，顿服，一宿乃下。不下，更服。

大承气汤

大黄四两，酒洗　厚朴半斤，去皮炙　枳实五枚，炙　芒硝三合

水一斗，先煮二物，取五升，去滓，内大黄，煮取二升，去滓，内芒硝，更上火一二沸。分二服，得下，止后服。

小承气汤

大黄四两，酒洗　厚朴二两，炙　枳实大者三枚，炙

上三味，水四升，煮取一升二合，去滓，分二服。

调胃承气汤

大黄四两，酒浸　芒硝半斤　甘草二两，炙

水三升，煮取一升，去滓，内芒硝，更上微火令沸，少少温服。

桃核承气汤

桃仁五十个，去皮，尖　桂枝三两，去皮　大黄四两，酒洗　芒硝二两　甘草二两，炙

上五味，水七升，煮取二升半，去滓，内芒硝，上火微沸，先食。温服五合，日三服，当微利。

抵当汤

水蛭三十个，熬　虻虫三十个，熬，去翅、足　大黄三两，酒洗　桃仁二十个，去皮、尖

上四味，为散，水五升，煮取三升，去滓，温服一升。不下再服。

抵当丸

水蛭二十个，熬　虻虫二十五个熬，去翅、足　桃仁二十个，去皮，尖　大黄三两，酒洗

上四味，杵，分为四丸。水一升，煮一丸，取七合服。时当下，血不下更服。

茵陈蒿汤

茵陈蒿六两　栀子十四枚，劈　大黄二两

上三味，水一斗，先煮茵陈减六升，内二味，煮取三升，去滓，分三服，小便当利，尿如皂角汁状，色正赤。一宿腹减，黄从小便去也。

麻仁丸

麻子二升　芍药半斤　枳实半斤　大黄一斤，去皮　厚朴一斤，炙，去皮　杏仁一斤，去皮，尖，研如脂

上六味，为末，炼蜜丸，桐子大。饮服十丸，日三服，渐加以和为度。

蜜煎导方

蜜七合，微火煎之，稍凝似饴，俟可丸，冷水润手稔作梃子，令头锐。

大如脂，长二寸许，内谷道中，以手急抱，欲大便，任去之。

土瓜根导方

生土瓜根，削如梃，内谷道中，如蜜煎法。

猪胆汁方

大猪胆一枚，泻汁和醋少许，以灌谷道中，如一食顷，当大便出。

干姜附子汤

干姜一两　附子一枚，去皮，生用破八片

上二味，以水三升，煮取一升，去滓，顿三服。

白通汤

葱白四茎　干姜一两　附子一枚，生用，去皮，破

上三味，水三升，煮取一升，去滓，分三服。

白通加猪胆汁汤

葱白四茎　干姜二两　附子一枚，生用，去皮，破　人尿五合　猪胆汁一合

水三升、先煮三味取一升，去滓，内胆汁，人尿和匀，温分二服。无胆汁亦可。

四逆汤

甘草二两，炙　干姜一两半　附子一枚，炮

上三味，水二升，煮取一升二合分二服。

通脉四逆汤

甘草二两，炙　干姜三两（强人可四两）　附子大者一枚，生去皮破八片

上四味，水三升，煮取一升二合，去滓，分二服。

面色赤者加葱九茎，腹中痛者去葱加芍药二两，呕者加生姜二两，咽痛者去芍药加桔梗一两，利止脉不出者去桔梗加人参二两。

茯苓四逆汤

茯苓六两　人参一两　甘草二两，炙　干姜一两　附子一枚，生用，

去皮、脐，切八片

上五味，水五升，煮去三升，去滓，温服七合，日三服。

真武汤

茯苓三两　芍药三两　生姜三两，切　白术二两　附子一枚，炮，去皮，破

上五味五升，煮取三升，去滓，分四服。咳加五味子半升，细辛、干姜各一两。小便利，去茯苓。下利，去芍药加干姜三两。呕，去附子加生姜足成半斤。

附子汤

附子二枚，去皮，破　茯苓三两　人参二两　白术四两　芍药三两

上五味，水八升，煮取三升，去滓，分三服。

芍药甘草附子汤

芍药三两　甘草三两，炙　附子一枚，炮，去皮，破

上三味，水五升，煮取一升五合，去滓，分二服。

芍药甘草汤

芍药四两　甘草四两，炙

上二味，水三升，煮取一升五合，去滓，分二服。

甘草干姜汤

甘草四两，炙　干姜二两，炮

上二味，水三升，煮取一升半，去渣，分二服。

甘草汤

甘草二两

一味，水三升，煮取一升半，去渣，分二服。

桔梗汤

桔梗一两　甘草二两

二味水三升，煮取一升半，去渣，分二服。

半夏散及汤

半夏洗　桂枝去皮　甘草炙

三味等分，别捣筛，已合治之，白饮和服方寸匕，日三服。不能服散者，煮水一升，内散两方匕，更煎三沸，少少咽之。

苦酒汤

半夏如枣核大十四枚，洗，破，鸡子一枚，去黄，内苦酒，著鸡子壳中，内半夏著苦酒中。以鸡子壳置刀环中，安火上，令三沸，去滓，少少咽下。不差，更作三剂服之。

猪肤汤

猪肤一斤水，一斗，煮取五升，去滓，加白蜜一升，白粉五合，熬香，和相得温，分六服。

黄芩汤

黄芩三两　甘草二两，炙　芍药二两　大枣十二枚，擘

上四味，水一斗，煮取三升，去滓，温服一升，日再夜一。

黄芩加半夏生姜汤

上方加半夏半升，洗　生姜三两，切

白头翁汤

白头翁三两　黄连三两，去须　黄柏三两，去皮　秦皮三两

上四味，水七升，煮二升，去滓温，服一升。未愈更服。

桃花汤

赤石脂一斤，一半全用，一半筛末　干姜一两　粳米一升

上三味，水七升，米熟去滓，温服七合，内赤石脂末，方寸匕，日三服。若一服止，余勿服。

赤石脂禹余粮汤

赤石脂一斤，碎　禹余粮一斤，碎

上二味，水六升，煮取三升，去滓，分三服。

葛根黄连黄芩汤

葛根半斤　黄连三两　黄芩二两　甘草二炙

上四味，水八升，先煮葛根减二升，内诸药，煮取二升，去滓，分两服。

干姜黄连黄芩人参汤

干姜三两　黄连三两　黄芩三两　人参三两

上四味，水六升，煮取二升，去滓，分二服。

黄连汤

黄连三两　甘草三两，炙　干姜三两　人参二两　桂枝三两，去皮　半夏半升，洗　大枣十二个，劈

上七味，水一斗，煮取六升，去渣，温服一升，日三夜一。

黄连阿胶汤

黄连四两　黄芩一两　芍药二两　鸡子黄二枚　阿胶三两

水五升，先煮三物，取二升，去渣，内胶。烊尽。少冷，内鸡子黄，搅匀。温服七合，日三服。

乌梅丸

乌梅三百个　黄连一斤　干姜十两　桂枝六两，去木　细辛六两　附子六两，炮　人参六两　黄柏六两　蜀椒四两，出汗　当归四两

上十味，异捣筛研匀，以苦酒渍乌梅一宿，去核，蒸之，五升米下饭，蒸，捣成泥，入药，拌匀。加蜜杵二千下，圆如桐子。先食下十丸，日三，稍加至二十丸。禁生冷，滑臭食物。

当归四逆汤

当归三两　白芍三两　桂枝三两，去皮　细辛二两　通草二两　甘草二两，炙　大枣二十五枚，劈

共七味，水八升，煮取三升，去滓，服一升，日三服。

当归四逆加吴茱萸生姜汤

前方加吴萸半升生姜三两。

吴茱萸汤

吴茱萸一升，洗　人参三两　生姜六两　大枣十二枚，劈

共四味，水七升，煮取二升，去渣，分三服。

炙甘草汤

甘草四两，炙　生姜三两，切　桂枝三两，去皮　麦门冬半升　麻子仁半升　大枣十二枚，劈　人参二两　地黄一斤　阿胶二两

共九味，以清酒七升，水八升，先煮八味，取三升，去渣。内胶烊尽，温服一升，日三服。

白虎汤

知母六两　石膏一斤，碎，绵裹，炙　粳米六合

共四味，水一斗，煮米熟汤成，去渣，温服一升，日三服。

白虎加人参汤

前方加人参三两。

文蛤散

文蛤五两

为散，沸汤五合，和散一钱匕。

搐鼻散

瓜蒂一味，为散，令病人口先含水，用散一字吹入鼻中，须臾鼻中流出黄水愈。

理中汤

人参　甘草炙　白术　干姜各三两

共四味，水八升，煮取三升，去渣，温服一升，日三服。此方本论中虽未曾用，然于心下痞条论过，故录之。

《伤寒论读》方终

沈氏女科辑要

王 序

尧封沈氏所著《医经读》《伤寒论读》，简明切当，允为善本。尚有《女科辑要》一书，世罕传本。原稿为余外舅徐虹桥先生补注珍藏，先生早归道山。余授室后，得见其书。颇多入理深谈，发前人所未发者。今年杨素园明府闻有此稿，命为借钞。余谓妇兄友珊曰：君子之孝也，亦务其大者远者而已，宝守遗编，莫若传诸不朽。友珊许焉。爰不揣鄙伧，稍加参订而公诸世云。

道光庚戌仲冬棘人王士雄书于潜斋

目 录

卷　上

第一节　经水

《素问》云：女子七岁，肾气盛，齿更发长；二七而天癸至，任脉通，太冲脉盛，月事以时下。

沈尧封曰：天癸是女精，由任脉而来；月事是经血，由太冲而来。经言二七而天癸至，缘任脉通。斯时太冲脉盛，月事亦以时下。一顺言之，一逆言之耳！故月事不来、不调及崩，是血病，咎在冲脉，冲脉隶阳明；带下是精病，咎在任脉，任脉隶少阴。盖身前中央一条是任脉，背后脊里一条是督脉，皆起于前后两阴之交会阴穴。《难经》明晰，《灵》《素》传误。带脉起于季胁，似束带状。人精藏于肾，肾系于腰背。精欲下泄，必由带脉而前，然后从任脉而下。故经言任脉为病，女子带下。

王孟英按：俞东扶云，经言男子二八而肾气盛，天癸至，精气溢泻。若天癸即月水，丈夫有之乎？盖男女皆有精，《易》谓男女搆精可据。然指天癸为精，亦不妥。天癸为精，不当又云精气溢泻矣。后贤讲受孕之道，有阳精阴血，先至后冲等说，亦谬。夫男女交接，曾见女人有血出耶！交接出血是病，岂能裹精及为精所裹哉？大约两情酣畅，百脉齐到，天癸与男女之精偕至，斯入任脉而成胎耳。男胎女胎则由夫妇之天癸有强弱盈虚之不同也。吾友徐亚枝曰：如沈氏说，一若天癸即精者；如俞氏说，一若血与精之外，别有一物所谓天癸者。窃谓天癸者，指肾水本体而言。癸者，水也。肾为水脏，天一生水，故谓肾水为天癸。至，谓至极也，犹言足也。女子二七、男子二八，肾气始盛，而肾水乃足。盖人身五脏，惟肾生最先，而肾足最迟，肾衰独早。故孩提能悲能喜，能怒能思，而绝无欲念。其有情窦早开者，亦在肾气将盛，天癸将至之年。可见肾气未盛，癸水未足，则不生欲念也。迨肾气衰，癸水绝，则欲念自泯矣。解此段经文者，当云女子二七而肾水之本体充足，任脉乃通，太冲之脉始盛，月事因而时下矣。夫前阴二窍，溺之由水窍者无论矣。其由精窍者，皆原于天癸者也。月水虽从冲脉下，谓为天癸之常可也。泄精成孕，是任脉之施受，谓为天癸之能可也。带下乃任脉之失其担任，谓为天癸之病可也。然则称月水为天癸，似亦无不可也。前贤解此，皆重读上二字，而略下一字，惟将"至"字当作"来"字看，遂致议论纷纭耳！

王冰曰：男以气运，故阳气应日而一举；女以血满，故阴血从月而一下。

第二节　月事不调

《素问》云：天地温和，则经水安静；天寒地冻，则经水凝泣；天暑地热，则经水沸溢；卒风暴起，则经水波涌而陇起。卒，读猝然之猝。

褚澄曰：女子天癸既至，逾十年无男子合，则不调；未逾十年思男子合，亦不调。不调则旧血不出，新血误行：或渍而入骨，或变而为肿，或虽合而难子。合多则沥枯虚人，产乳众则血枯杀人。

王孟英按：此论甚不尽然，存其意可也。惟产乳众而血枯至死者颇多。然吾乡吴酝香大令徐夫人，半产三次不计外，凡生十男四女，并已长成，而夫人年逾五旬，精力不衰，犹能操家政而抚驭群

166

下也。至死，今石印本《王氏十四种》作"卒死"，非是。

方约之曰：妇人不得自专，每多忿怒，气结则血亦枯。

王孟英按：此至言也。气为血帅，故调经必先理气。然理气不可徒以香燥也，盖郁怒为情志之火，频服香燥，则营阴愈耗矣。

赵养葵曰：经水不及期而来者，有火也，宜六味丸滋水；如不及期而来多者，加白芍、柴胡、海螵蛸；如半月或十日而来，且绵延不止者，属气虚，宜补中汤。如过期而来者，火衰也，六味加艾叶；如脉迟而色淡者加桂。此其大略也。其间有不及期而无火者，有过期而有火者，不可拘于一定，当察脉视禀，滋水为主，随证加减。

王孟英按：妇人之病，虽以调经为先，第人禀不同，亦如其面。有终身月汛不齐而善于生育者，有经期极准而竟不受孕者。雄于女科，阅历多年，见闻不少，始知古人之论，不可尽泥；无妄之药，不可妄施也。

第三节　辨色及病

赵养葵曰：冲任藏精系胞，又恃一点命门之火，为之主宰。火旺则红，火衰则淡，火太旺则紫，火太衰则白，所以滋水更当养火。甚有干枯不通者，虽曰火盛之极，亦不宜以苦寒药降火，只宜大补其水，从天一之源，以养之使满。又曰：紫与黑者，多属火旺，亦有虚寒而黑色者，不可不察。若淡白，则无火明矣。

沈尧封曰：王宇泰以寒则凝，既行而紫黑，定非寒证，然投热药，十中尝见一二。色白无火亦属近理，然间有不宜补火者。尝见元和一妇，经水过期十日方至，色淡。稳婆据此，投肉桂药数剂，经水来多，遍身发黄，不能饮食，身热脉数，竟成危候。此是丹溪所谓经水淡白属气虚一证。要之临证时须细察脉象，复参旁证，方识虚实寒热。倘有疑似证中有两说者，先用其轻剂。如色淡一证，先用补气法不效，再投补火，庶几无误。录叶氏之说于下。叶氏曰：血黑属热，此其常也，亦有风寒外束者，十中尝见一二。盖寒主收引，小腹必常冷痛，经行时或手足厥冷，唇青面白，尺脉迟，或微而虚，或大而无力。热则尺脉洪数，或实而有力，参之脉证为的。

王孟英按：色淡竟有属热者，古人从未道及，须以脉证互勘自得，但不可作实热论而泻以苦寒也。更有奇者，方氏妇产后经色渐淡，数年后竟无赤色，且亦结块，平常亦无带下，人日尪羸。余诊之，脉软数，口苦，而时有寒热。与青蒿、白薇、黄柏、柴胡、当归、鳖甲、龟板、芍药、乌鲗骨、杞子、地骨皮等，出入为方，服百剂而瘥。此仅见之证矣。

滑伯仁曰：经前脐腹绞痛，寒热交作，下如黑豆汁，两尺脉涩，余皆弦急。此寒湿搏于冲任，寒湿生浊，下如豆汁，与血交争故痛，宜辛散苦温血药。

徐蔼辉曰：辛散血药，是川芎之类；苦温血药，是艾叶之类。

李氏曰：经水带黄混浊者，湿痰也。

丹溪曰：经将行而痛者，气之滞也。用香附、青皮、桃仁、黄连；或用抑气散，四物加玄胡、丹皮、条芩。又曰：经将来，腹中阵痛，乍作乍止者，血热气实也。四物加川连、丹皮。

徐蔼辉曰：抑气散出严氏。系香附四两，陈皮一两、茯神、炙草一两半也。为末，每服二钱。治妇人气盛于血，变生诸证。头晕膈满，取《内经》"高者抑之"之义。汪讱庵谓是方和平可用，若补血以平阳火，亦正治也。

丹溪又曰：经后作痛者，气血俱虚也，宜八珍汤。

丹溪又曰：成块者，气之凝也。

沈尧封曰：经前腹痛，必有所滞。气滞脉必沉，寒滞脉必紧，湿滞脉必濡，兼寒兼热，当参旁证。至若风邪由下部而入于脉中，亦能作痛，其脉乍大乍小，有时陇起。叶氏用防风、荆芥、桔梗、甘草，虚者加人参，各一钱焙黑，取其入血分，研末酒送，神效。

尧封又曰：经前后俱痛，病多由肝经，而其中更有不同。脉弦细者，是木气之郁，宜逍遥散及川楝、小茴香、橘核之类；脉大者，是肝风内动；体发红块者，是肝阳外越：俱宜温润。戴礼亭室人，向患经前后腹痛，连及右足，体发红块，脉大，右关尺尤甚。己卯秋，予作肝风内动治。用生地四钱，炒枸杞一钱，细石斛二钱，杜仲二钱，干淡从蓉一钱，麦门冬一钱，牛膝一钱，归身一钱五分，炒白芍一钱，服之痛止。后于经前后服数剂，经来甚适，不服即痛，因作丸服。此方屡用有验。

第四节　经行声哑及目暗泄泻带下等证

沈尧封曰：经来声哑证。荀恒大兄长女，嫁斜塘倪姓，早寡，体气虚弱，每逢月事，声音必哑。予用天门冬、地黄、苁蓉、归身等药，病益甚，张口指画，毫无一字可辨。即于此方加细辛少许，以通少阴之络，药才入口，其声即出。十余剂后，桂附八味丸调理，永不发。

撮要云：经后目暗，属血虚。

汪石山曰：经行泄泻，属脾虚多湿，宜参苓白术散。

王孟英按：亦有肝木侮土者。

169

缪氏曰：经行白带，属阳虚下陷，用参、术助阳之药。

王孟英按：亦有郁火内盛者。

第五节　月事不来

《素问》云：二阳之病发心脾，有不得隐曲，女子不月；其传为风消，其传为息贲者，死不治。

沈尧封曰：二阳指阳明经言，不指脏腑言。二阳之病发心脾者，阳明为多血之经，血乃水谷之精气，借心火锻炼而成。忧愁思虑伤心，因及其子，不嗜饮食，血无以资生，阳明病矣。经云，前阴总宗筋之所会，会于气街，而阳明为之长，故阳明病，则阳事衰而不得隐曲也；太冲为血海，并阳明之经而行，故阳明病，则冲脉衰而女子不月也。

王孟英按：经水固以月行为常，然阴虚者多火，经每先期。阴愈虚，行愈速，甚至旬日半月而一行。更有血已无多，而犹每月竭蹶一行者，其涸也，可立而待也。若血虽虚而火不甚炽，汛必愆期，此含蓄有权，虽停止一二年，或竟断绝不行，但其脉不甚数者，正合坤主吝啬之道，皆可无虑。昧者不知此理，而但凭月事以分病之轻重，闻其不行，辄欲通之，竭泽而渔，不仁甚矣。

《金匮》云：妇人病，因虚、积冷、结气，经水断绝。

张景岳曰：经闭有血隔、血枯之不同。隔者病于暂，通之则愈；枯者其来也渐，补养乃充。

沈尧封曰：《金匮》三证，积冷、结气，有血不行也，景岳谓之血隔。积冷宜用肉桂大辛热之药，导血下行，后用养荣之药调之；结气宜宣，如逍遥散，或乌药、香附行气之品宣之。虚者，无血可行也，景岳谓之血枯宜补，赵养葵补水、补火、补中气三法，最为扼要。

王孟英按：补水勿泥于六味，补火勿泥于八味，补中气勿泥于归脾。

附录魏玉璜一贯煎方　治肝肾阴虚，气滞不运，胁肋攻痛，胸腹膜胀，脉反细弱，或虚弦，舌无津液，喉嗌干燥者。

沙参　麦门冬　生地　归身　杞子川　楝子

口苦燥者，加酒炒川连。

附录集灵膏方（从王秉衡《重庆堂随笔》）人生五十，阴气先衰，老人阴亏者多。此方滋养真阴，柔和筋骨。

西洋参取结实壮大者，刮去皮，饭上蒸九次，日中晒九次　甘杞子　怀牛膝酒蒸　天门冬　麦门冬　怀生地　怀熟地　仙灵脾

八味等分，熬成膏，白汤或温酒调服。

附录滋水清肝饮方（高鼓峰）治阴虚肝气郁窒，胃脘痛，胁痛，脉虚弦或细软，舌苔光滑鲜红者。

方即六味地黄汤加归身、白芍、柴胡、山栀、大枣。

附录薛一瓢滋营养液膏方

女贞子　旱莲草　霜桑叶　黑芝麻　黄甘菊　枸杞子　当归身　白芍药　熟地黄　黑大豆　南烛叶　白茯神　葳蕤　橘红　沙苑蒺藜　炙甘草

天泉水熬浓汁，入黑驴皮胶，白蜜炼收。

附录薛一瓢心脾双补丸方

西洋参蒸透　白术蒸熟　茯神　甘草　生地黄　丹参　枣仁　远志肉　北五味　麦门冬　玄参　柏子仁　黄连　香附制　川贝母　桔梗　龙眼肉

附录陆九芝坎离丸方论

九芝封翁世补斋文曰：坎离丸者，山右阎诚斋观察取作种子第一方，最易最简，最为无弊。方乃红枣、黑豆等分。红枣色赤入心，取其肉厚者，蒸熟去皮核；黑豆色黑入肾，即大黑豆，非马料豆，用桑葚汁浸透，亦于饭锅内蒸之，蒸熟再浸再蒸。二味合捣令如泥，糊为丸，或印成饼。随宜服食，亦能乌须发，壮筋骨，以此种玉，其胎自固，而子亦多寿。壬午夏，曾以此方贡于徐侍郎颂阁，入之便贱验方中。世之专事补阳而用硫、附辈者，慎不可从。如果阳道不起，不能坚久，精薄无子，还是鹿茸，尚为血肉有情之品。然亦须同二冬、二地及黄柏一味，大补其阴，则男妇皆可服，此亦诚斋之说也。

寇宗奭曰：童年情窦早开，积想在心，月水先闭。盖忧愁思虑则伤心，心伤则血耗竭，故经水闭也；火既受病，不能荣养其子，故不嗜食；脾既虚则金气亏，故发嗽；嗽既作则水气竭，故四肢干；木气不充，故多怒，发鬓焦，筋痿。五脏以次传遍，故猝不死而终死也，比于诸劳，最为难治。

沈尧封曰：此条亦从《金匮》虚字内分出，实有是证。但此所愿不得，相火必炽，非补水无以制之。六味地黄汤，补阴泻阳，固是妙法。然脾虚食减，倘嫌地黄腻膈，炒松可也，不然以女贞易之，顾名思义，并泻相火。

王孟英按：此证最难治。六味碍脾，归脾助火，惟薛一瓢滋营养液膏加小麦、大枣、远志，庶几合法。一瓢又有心脾双补丸，亦可酌用。

楼全善曰：经闭有污血凝滞胞门一证。罗谦甫血极膏，一味大黄为末，醋熬成膏，服之利一二行，经血自下，是妇科仙药。

沈尧封曰：《金匮》论经闭，有冷无热，非阙文也。盖天暑地热，则经水沸溢，岂反有凝泣不来之理？洁古、东垣，降心火、泻三焦之说，不可尽信，即骨蒸内热，亦属阴亏，非同实火之可寒而愈。

王孟英按：王子亨《全生指速方》地黄煎，以生地汁八两，熬耗一半，内大黄末一两同熬，候可丸，丸如梧子大。熟水下五粒，未效加至十粒。治女子气竭伤肝，月事不来，病名血枯。盖瘀血不去，则新血枯也。即《内经》乌鲗芦茹丸、仲景大黄䗪虫丸之义。后人但知彼血枯为血虚，而不知血得热则瘀，反用温补，岂能愈此血枯之病？尧封亦为此论，毋乃欠考。

朱丹溪曰：肥人痰塞胞门，宜厚朴二陈汤。

第六节　淋漓不断（一名漏经）

陈良甫曰：或因气虚不能摄血；或因经行而合阴阳，外邪客于胞内。

王孟英按：亦有因血热而不循其常度者。

第七节　月事异常

经云，七七而天癸竭。有年过五旬，经行不止者：许叔微主血有余，不可止，宜当归散；《产宝》主劳伤过度、喜怒不时；李时珍作败血论。三说不同，当参脉证。

李时珍曰：月事一月一行，其常也。或先或后，或通或塞，其病也。有行期只吐血、衄血，或眼、耳出血，是谓倒经；有三月一行，是谓居经；有一年一行，是谓避年；有一生不行而受胎者，是谓暗经；有受胎后，月月行经而产子者，是谓胎盛，俗名胎垢；有受胎数月，血忽大下而胎不陨者，是谓漏胎。此虽以气血有余不足言，而亦异常矣。

王孟英按：有未及二七之年而经水已行者；有年逾花甲而月事不绝者；有无病而偶停数月者；有壮年而月信即断者；有带下过甚而经不行者；有数月而一行者；有产后自乳而仍按月行经者；有一产而停经一二年者。禀赋不齐，不可以常理概也。

第八节　血崩（血大至曰崩，此是急病）

《素问》云：阴虚阳搏谓之崩。

许叔微曰：经云，天暑地热，经水沸溢。又曰，阴虚者尺脉虚浮，阳搏者寸脉弦急，是阴血不足，阳邪有余，故为失血内崩。宜奇效四物汤，或四物汤加黄连。

奇效四物汤

当归酒洗　川芎　白芍炒　熟地黄　阿胶　艾叶　黄芩炒，各一钱

叔微又曰：女人因气不先理，然后血脉不顺，生崩带等证。香附是妇人仙药，醋炒为末，久服为佳，每服二钱，清米饮调下。徐朝奉内人遍药不效，服此获安。

徐蔼辉曰：叔微"理气"二字，专主怒气、郁气伤肝，故用香附调气以和肝，慎不可用破气药。

薛立斋曰：肝经风热，或怒动肝火，俱宜加味逍遥散。

加味逍遥散

当归　白芍　柴胡　甘草　茯苓　白术　丹皮　黑山栀　加薄荷、姜、枣煎。

李太素曰：崩宜理气、降火、升提。

《金匮》云：寸口脉微而缓，微者卫气疏，疏则其肤空；缓者胃弱不实，则谷消而水化。谷入于胃，脉道乃行；水入于经，其血乃成。营盛则其肤必疏，三焦绝经，名曰血崩。

赵养葵曰：气为阳主升，血为阴主降。阳有余则升者胜，血出上窍；阳不足则降者胜，血出下窍。气虚者面色必白，尺脉虚大。

东垣曰：下血证，须用四君子补气药收功。

东垣又曰：人伤饮食，医多妄下。清气下陷，浊气不降，乃生䐜胀，所以胃脘之阳不能升举，其气陷下致崩，宜补中汤。

丹溪云：有涩郁胸中，清气不升，故经脉壅遏而降下。非开涩不足以行气；非气升则血不能归隧道。其证或腹满如孕；或脐腹疠痛；或血结成片；或血出则快，止则闷；或脐上动。治宜开结痰、行滞气、消污血。

沈尧封曰：冲为血海，并阳明之经而行，故东垣、丹溪皆主胃脘之阳不升。顾其病源各异，李曰妄下，朱曰痰郁，有腹满如孕，血出反快，止反闷等证可认。妄下则无有也，非问不得。

戴元礼曰：血大至曰崩，或清或浊，或纯下紫血，势不可止。有崩甚腹痛，人多疑恶血未尽，又见血色紫黑，愈信为恶血，不敢止截。凡血之为患，欲出未出之际，停在腹中，即成紫血。以紫血为不可留，又安知紫血之不为虚寒乎？瘀而腹痛，血行则痛止；崩而腹痛，血止则痛止。芎归汤加姜、附子，止其血而痛自止。

薛立斋曰：有妇患崩，过服寒药，脾胃久虚，中病未已，寒病复起，烦渴引饮，粒米不进，昏愦时作，脉洪大，按之微弱。此无根之火，内虚寒而外假热也。十全大补加附子，崩减，日服八味丸而愈。又有久患崩，服四物汤凉血剂；或作或止，有主降火；加腹痛，手足厥冷，此脾胃虚寒所致，先用附子理中汤，次用济生归脾、补中益气二汤，崩顿止。若泥痛无补法，误矣。

沈尧封曰：崩证热多寒少。若血大至色赤者，是热非寒；倘色紫黑者，出络而凝，其中有阳虚一证。经云，阳气者，卫外而为固也。营行脉中，卫行脉外，脉外之阳虚，失于卫护，则脉中之营血漏泄。既出络脉，凝而不流，渐渐变紫变黑。然必须少腹恶寒，方可投温。

崩证极验方

地榆　生牡蛎各二钱　生地四钱　生白芍三钱　黄芩　丹皮各一钱半　川连五分　甘草八分，炒　莲须　黑栀各一钱　水煎服。

沈尧封曰：一妇日服人参、阿胶，血不止，投此即效。因伊带多，偶以苦参易芩，血复至，用芩即止；去连，血又至，加连即止。尧封又曰：一妇患崩月余，余诊时，大崩发晕几脱。是方加人参一钱，服之即完，十剂而安。

尧封又曰：一妇患此，年逾五旬，投人参、阿胶不效。一日用黄连五分，甚不相安。一医云：是气病。用酒炒香附子、归、芍、丹皮、黄芩、牡蛎、枣仁、黑荆芥各二钱，郁金一钱五分，橘皮一钱，上沉香磨冲三分，柴胡五分，棕榈炭八分，煎服，一剂崩止。除柴胡、荆芥、棕炭，数剂食进。复加白术为散，服之作胀，减去即安。

尧封又曰：一崩证，少腹恶寒，用附桂八味丸，收全效。

王孟英按：经漏崩淋，并由精窍出，惟溺血从溺窍而下。妇女虽自知，然赧于细述。医者不知分辨，往往误治。更有因病汛愆，而冲脉之血改从大肠而下者，人亦但知为便血也，临证均须细审。

第九节　带下（与男子遗浊同治）

《素问》云：任脉为病，男子内结七疝，女子带下瘕聚。

又云：脾传之肾，名曰疝瘕。小腹冤结而痛，出白，名曰蛊。

又云：少腹冤热，溲出白液。

又云：思想无穷，所愿不得，意淫于外，入房太甚，发为白淫。

沈尧封曰：带下有主风冷入于胞络者，巢元方、孙思邈、严用和、杨仁斋、楼全善诸人是也；有主湿热者，刘河间、张洁古、张戴人、罗周彦诸人是也；有主脾虚气虚者，赵养葵、薛立斋诸人是也；有主湿痰者，丹溪是也；有主脾肾虚者，张景岳、薛新甫是也；又有主木郁地中者，方约之、缪仲淳是也。其所下之物，严主血不化赤而成；张主血积日久而成；刘主热极则津液溢出。其治法有用大辛热者，有用大苦寒者，有用大攻伐者，有用大填补者。虽立论制方，各有意义。然其所下之物，究竟不知为何物，惟丹溪云：妇人带下，与男子梦遗同。显然指着女精言，千古疑窦，一言道破。但精滑一证，所因不同，惜其所制之方，囿于痰火二字中耳！由是言之：白带即同白浊，赤带即同赤浊，此皆滑腻如精者。至若状如米泔，或臭水不粘者，此乃脾家之物，气虚下陷使然。高年亦有患此，非精气之病，不可混治。

尧封又曰：戴元礼论赤浊云，精者，血之所化。有浊去太多，精化不及，赤未变白，故成赤浊，此虚之甚也。何以知之？有人天癸未至，强力好色，所泄半精半血，若溺不赤，无他热证，纵见赤浊，不可以赤为热，只宜以治白浊法治之。观此则以赤带为热者谬矣。

王孟英按：带下，女子生而即有，津津常润，本非病也。故扁鹊自称带下医，即今所谓女科是矣。《金匮》亦以三十六病隶之带下。

但过多即为病，湿热下注者为实；精液不守者为虚。苟体强气旺之人，虽多亦不为害，惟干燥则病甚。盖营津枯涸，即是虚劳。凡汛愆而带盛者，内热逼液而不及化赤也；并带而枯燥全无者，则为干血劳之候矣。汇而观之：精也、液也、痰也、湿也、血也，皆可由任脉下行而为带；然有虚寒，有虚热、有实热三者之分。治遗精亦然。而虚寒较少，故天士治带，必以黄柏为佐也。

妙香散 治脉小食少，或大便不实者。

龙骨　益智仁　人参各一两　白茯苓　远志去骨　茯神去木，各五钱　朱砂二钱五分　炙甘草钱半　为末，每服酌用数钱。

地黄饮子去桂附肾阴不足，肝阳内风鼓动而滑精，其脉弦大者宜之。叶天士云：天地温和，风涛自息。又云：坎中阳微，下焦失纳。又云：肝为刚藏，不宜温药，只宜温柔养之。

水制熟地八钱　川石斛　麦门冬　茯苓各一钱五分　石菖蒲　远志肉　巴戟肉　干淡苁蓉各一钱　五味子　山萸肉沈尧封曰：末二味酸药可去。

补肾阴清肝阳方 王宇泰曰：肾为阴，主藏精；肝为阳，主疏泄。故肾之阴虚，则精不藏；肝之阳强，则气不固。

藕节　青松叶　侧柏叶各一斤　女贞子　旱莲草各四两　生地　玉竹　天门冬各八两　熬膏服

沈尧封曰：此方以清芬之品清肝，不以苦寒之药伤气。

八味丸戴元礼曰：有赤白浊人，服玄菟丹不效，服附子八味丸即愈者，不可不知。

沈尧封曰：此即坎中阳微，下焦失纳之意，屡用有效。

王孟英按：阴虚而兼湿火者，宜六味丸。甚者，加黄柏尤妙。

附玄菟丹（局方）

菟丝子十两　五味子七两　茯苓　莲肉各三两　山药六两

松硫丸 此是方外之方，治赤白浊、赤白带，日久不愈，无热证者，其效如神。

松香、硫黄二味，铁铫内溶化，将醋频频洒上，俟药如饴，移铫置冷处，用冷水濡手，丸如豆大。必须人众方可，否则凝硬难丸。每服一钱。

王孟英按：此方究宜慎用。

固精丸《选注》云：阳虚则无气以制其精，故寐则阳陷而精道不禁，随触随泄，不必梦而遗也。必须提阳固气，乃克有济。

鹿茸一具　鹿角霜两分同茸　韭子　淡干苁蓉各一两　五味子　茯苓　熟附子　巴戟肉　龙骨　赤石脂各五钱　酒糊丸。

温柔涩法　叶氏治白淫。

白龙骨　桑螵蛸　湖莲　芡实　茯苓　茯神　金樱子　覆盆子　远志肉　蜜丸。

《赤水玄珠》端本丸治脉大体肥，大便晨泄不爽，湿热遗精，极验。叶天士云；湿热之病，面色赤亮可证。

苦参　川柏各二两　牡蛎蛤粉　葛根　青蒿　白螺蛳壳煅，各一两　神曲和丸。

《本事方》清心丸 戴元礼曰：有经络热而滑者，此方最妙。大智禅师云：腰脊热而遗者，皆热遗也。

黄柏　冰片　盐汤为丸。

徐蔼辉曰：亦有阴亏之极，致腿足、腰脊、肝肾部位作热而遗者，又宜填阴固涩，以敛虚阳，非可妄投清火，宜详辨脉证。

导赤散 李濒湖曰：一壮年男子，梦遗白浊，少腹有气上冲，每日腰热，卯作酉凉。腰热则手足冷，前阴无气；腰热退，则前阴气动，手足温。又旦多下气，暮多噫气，时振，逾旬必遗，脉弦滑而大。偶投涩药，则一夜二遗，遂用此方大剂煎服，遗浊皆止。

生地　木通　甘草梢

王孟英按：任脉虚而带下不摄者，往往滋补虽投而不能愈。余以海螵蛸一味为粉，广鱼鳔煮烂，杵丸绿豆大，淡菜汤下，久服无不收效，真妙法也。

第十节　求子

《素问》云，女子二七而天癸至，任脉通，太冲脉盛，月事以时下，故有子，七七而任脉虚，太冲脉衰少，天癸竭，地道不通，故形坏而无子。

沈尧封曰：求子全赖气血充足，虚衰即无子。故薛立斋曰：至要处在审男女尺脉，若右尺脉细，或虚大无力，用八味丸；左尺洪大，按之无力，用六味丸两尺俱微细或浮大，用十补丸。此遵《内经》而察脉用方，可谓善矣。然此特言其本体虚而不受胎者也。若本体不虚而不受胎者，必有他病。缪仲淳主风冷乘袭子宫；朱丹溪主冲任伏热；张子和主胞中实痰；丹溪于肥盛妇人，主脂膜塞胞；陈良甫谓二三十年全不产育者，胞中必有积血，主以荡胞汤。诸贤所论不同，要皆理之所有，宜察脉辨证施治。荡胞汤在《千金》为妇人求子第一方，孙真人郑重之。

荡胞汤

朴硝　丹皮　当归　大黄　桃仁生用，各三铢　厚朴　桔梗　人参　赤芍　茯苓　桂心　甘草　牛膝　橘皮各二铢　附子六铢　虻虫　水蛭各十枚

上十七味㕮咀，以清酒五升，水五升，合煮取三升，分四服，日三、夜一，每服相去三时。更服如前，覆被取微汗。天寒汗不

出，着火笼之，必下脓血，务须斟酌下尽，二三服即止。如大闷不堪，可食酢饭冷浆一口，即止。然恐去恶不尽，忍之尤妙。

王孟英按：子不可以强求也，求子之心愈切，而得之愈难。天地无心而成化，乃不期然而然之事，非可以智力为者。惟有病而碍于孕育之人，始可用药以治病。凡无病之人，切勿妄药以求子，弄巧反拙，岂徒无益而已耶？纵使有效，而药性皆偏，其子禀之，非天札，即顽悖。余历验不爽。

王孟英按：荡胞汤虽有深意，其药太峻，未可轻用。惟保胎神佑丸，善舒气郁，缓消积血，不但为保胎之良药，亦是调经易孕之仙丹。每日七丸，频服甚效。余历用有验，最为稳妙。方见下卷。

王孟英又按：世有愚夫愚妇，一无所知，而敏于生育者，此方灵皋所谓此事但宜有人欲，而不可有天理也。观于此，则一切求子之法，皆不足凭。况体气不齐，岂容概论！有终身不受孕者；有毕世仅一产者；有一产之后，逾十余年而再妊者，有按年而妊者；有娩甫弥月而即妊者；有每妊必骈胎者；且有一产三或四胎者。骈胎之胞，有合有分。其产也，有接踵而下者；有逾日而下者；甚有逾一旬半月而下者。谚云，十个孩儿十样生，是以古人有宁医十男子，莫医一妇人之说。因妇人有胎产之千态万状，不可以常理测也。世之习妇科者，不可不究心焉。

王孟英又按：古人五种不男，曰螺、纹、鼓、角、脉，而人多误解。余谓螺乃骡字之讹。骡形之人，交骨如环，不能开坼，如受孕，必以产厄亡。纹则阴窍屈曲，如纹之盘旋，碍于交合，俗谓之实女是也。后人不知骡形之异而改为螺，遂以纹之似螺者，又混于鼓。鼓者，阴户有皮鞔如鼓，仅有小窍通溺而已。设幼时以铅作铤，逐日纴之，久则自开，尚可以人力为也。角则阴中有物，兴至亦有能举者，名曰二阴人，俗云雌雄人是也。脉则终身不行经者，理难孕育，然暗经亦可受胎。钱国宾云：兰豀篾匠之妻，自来无经，而生四子一女。故五种之中，惟三者非人力所能治，而纹、角二种，并不可交也。特考定之，以正相传之讹。又骡形之女，初生时，稳婆技精者，扪之即知。其可男可女之身，名人痾者，亦角类也。

第十一节　受胎总论

李东璧曰：《易》云，男女构精，万物化生；乾道成男，坤道成女。褚澄言血先至裹精则生男；精先至裹血则生女；阴阳均至，非男非女之身；精血散分，骈胎品胎之兆。道藏言月水无后，一、三、五日成男，二、四、六日成女。东垣言血海始净，一、二日成男，三、四日成女。圣济言因气而左动，阳资之则成男；因气而右动，阴资之则成女。丹溪乃非褚氏而是东垣，主圣济左右之说立论，归于子宫左右之系，可谓悉矣。窃谓褚氏未可非，东垣亦未尽是也。盖褚氏以气血之先后言；道藏以日数之奇偶言；东垣以女血之盈亏言；圣济、丹溪以子宫之左右言。各执一见，会而通之，理自得矣。盖独男、独女，可以日数论，骈胎、品胎，亦可以日数论乎？史载一产三子、四子，有半男、半女，或男多、女少，或男少、女多，则一、三、五日为男，二、四、六日为女之说，岂其然哉？褚氏、圣济、丹溪，主精血子宫左右之论为有见，而道藏、东垣日数之论为可疑矣。王叔和《脉经》，以脉之左右浮沉，辨所生之男女；高阳生《脉诀》，以脉之纵横逆顺，别骈品之胎形：恐臆度之见，非确论也。

王孟英按：阅《微草堂笔记》云，夫胎者，两精相搏，翕合而成者也。媾合之际，其情既洽，其精乃至。阳精至而阴精不至，阴精至而阳精不至，皆不能成；皆至矣，时有先后，则先至者气散不摄，亦不能成。不先不后，两精并至，阳先冲而阴包之，则阳居中为主而成男；阴先冲而阳包之，则阴居中为主而成女。此生化自然之妙，非人力所能为。故有一合即成者，有千百合而终不成者，愚夫妇所知能，圣人有所不知能，此之谓矣。端恪后人沈君辛甫云：胎脉辨别处，诚医者所当知。若受妊之始，曷以得男，何缘得女，生化之际，初无一定。诸家议论虽奇，无关损益，置之可也。

第十二节　辨胎

《素问》云：妇人足少阴脉动甚者，妊子也。沈尧封曰：足少阴，肾脉也。动者，如豆厥厥动摇也。王太仆作手少阴。手少阴脉应在掌后锐骨之端陷者中，直对小指，非太渊脉也，必有所据。全元起作足少阴，候在尺中。经云：尺里以候腹中。胎在腹中，当应在尺，此为近理。

《素问》云：阴搏阳别，谓之有子。

沈尧封曰：王注；阴，尺中也；搏，谓触于手也。尺脉搏击，与寸迥别，则有孕之兆也。

《素问》云：何以知怀子之且生也？曰：身有病而无邪脉也。

《难经》曰：女子以肾系胞。三部脉浮沉正等，按之不绝者，有妊也。

沈尧封曰：叔和云，妇人三部脉浮沉正等，以手按之不绝者，孕子也。妊脉初时寸微，呼吸五至，三月而尺数也，脉滑疾，重以手按之散者，胎已三月也。脉重手按之不散，但疾不滑者，五月也。此即阴搏阳别之义：言尺脉滑数，寸脉微小，尺与寸脉别者，孕子也。

王叔和曰：妊脉四月，其脉左疾为男，右疾为女，俱疾为生二子。

又曰：左尺偏大为男；右尺偏大为女；左右俱大产二子。大者如实状，即阴搏之意。尺脉实大，与寸迥别，但分男左女右也。

又曰：左脉沉实为男，右脉浮大为女。

楼全善曰：按丹溪云，男受胎在左子宫；女受胎在右子宫。推之于脉，其义亦然。如胎在左，则气血护胎，必盛于左，故脉左疾为男、左大为男也；胎在右，则气血护胎，必盛于右，故脉右疾为女、右大为女也。亦犹经文阴搏阳别，谓之有子：言胎必在身半之下，气血护胎，必盛于下，故阴尺鼓搏，与阳寸迥别也。

《千金》云：令妊妇面南行，从背后呼之，左回首者是男，右回首者是女。又女腹如箕，以女胎背母，足膝抵腹，下大上小，故如箕。男腹如釜，以男胎向母，背脊抵腹，其形正圆，故如釜也。

沈尧封曰：《内经》妊娠数条，惟阴搏阳别，尤为妙谛。《素问》诊法，上以候上，下以候下。气血聚于上，则寸脉盛，气血聚于下，则尺脉盛：其势然也。试之疮疡，无不验者；况胎在腹中，气血大聚，岂反无征验之理。胎系于肾，在身半以下，故见于尺部。但人脉体不同，有本大者，有本小者，即怀妊时，有见动脉者，有不见动脉者，然尺中或疾或数，总与寸脉迥然有别。细审自得，即左右男女亦然。

受胎时偏左成男，气血聚于左则左重，故呼之则左顾便，脉必形于左尺；受胎时偏右成女，气血聚于右则右重，呼之则右顾便，脉必形于右尺。此一定之理也。至若丹溪男受胎于左子宫，女受胎于右子宫，此是语病，犹言偏于子宫之左，偏于子宫之右耳！原非有二子宫也。

王孟英按：诸家之论，皆有至理，而皆有验有不验。余自髫年即专究于此，三十年来，见闻多矣。有甫受孕而脉即显呈于指下者；有半月一月后而见于脉者；有二三月而见于脉者；有始见孕脉，而五六月之后反不见孕脉者；有始终不见于脉者；有受孕后反见弦涩细数之象者；甚有两脉反沉伏难寻者。古人所论，原是各抒心得，奈死法不可以限生人，纸上谈兵，未尝阅历者，何足以语此。惟今春与杨素园大令谈之，极蒙折服，殆深尝此中甘苦也。忆辛丑秋，诊周光远令正之脉，右寸关忽见弦大滑疾，上溢鱼际之象，平昔之脉，未尝见此，颇为骇然。及询起居，诸无所苦，惟汛愆半月耳！余曰：妊也，并可必其为男。继而其父孙际初闻之，诊乃女脉，曰：妊则或然，恐为女孕。余曰：肺象乎天，今右寸脉最弦滑，且见上溢之象，岂非本乎天者亲上耶？孙曰：此虽君子创解，然极有理，究不知瓜红何似耳？迨壬寅夏，果举一男。聊附一端，以为凿凿谈脉者鉴。

第十三节　妊妇似风（孟英按：即子痫证）

沈尧封曰：妊妇病源有三大纲，一曰阴亏。人身精血有限，聚以养胎，阴分必亏。二曰气滞。腹中增一障碍，则升降之气必滞。三曰痰饮。人身脏腑接壤，腹中遽增一物，脏腑之机栝，为之不灵，津液聚为痰饮。知此三者，庶不为邪说所惑。妊妇卒倒不语，或口眼歪斜，或手足瘈疭，皆名中风；或腰背反张，时昏时醒，名为痉，又名子痫。古来皆作风治，不知卒倒不语，病名为厥，阴虚失纳，孤阳逆上之谓。口眼歪斜，手足瘈疭，或因痰滞经络；或因

185

阴亏不吸，肝阳内风暴动。至若腰背反张一证，临危必见戴眼，其故何欤？盖足太阳膀胱之经脉，起于目内眦，上额交巅，循肩膊内，夹脊抵腰中；足太阳主津液，虚则经脉时缩，脉缩，故腰背反张。经云：瞳子高者，太阳不足。谓太阳之津液不足也，脉缩急则瞳子高，甚则戴眼。治此当用地黄、麦门冬等药，滋养津液为主。胎前病，阳虚者绝少，慎勿用小续命汤。

王孟英按：阴虚、气滞二者，昔人曾已言之。痰饮一端，则发前人之未发，因而悟及产后谵妄等证，诚沈氏独得之秘。反复申明，有裨后学，不亦多乎！

沈尧封曰：钱鹄云正室，饮食起居无恙。一夜连厥数十次，发则目上窜，形如尸，次日又厥数十次，至晚一厥不醒。以火炭投醋中，近鼻熏之，不觉。切其脉，三部俱应，不数不迟，并无怪象。诊毕，伊父倪福增曰：可治否？余曰：可用青铅一斤化烊，倾盆内，捞起，再烊再倾，三次。取水煎生地一两、天门冬二钱、细石斛三钱、甘草一钱、石菖蒲一钱服。倪留余就寝书室。晨起见倪复治药，云昨夜服药后，至今止厥六次，厥亦甚轻。故照前方再煎与服，服后厥遂不发。后生一子。计其时，乃受胎初月也。移治中年非受胎者，亦屡效。

吴门叶氏，治一反张，发时如跳虫，离席数寸，发过即如平人。用白芍、甘草、紫石英、炒小麦、南枣，煎服而愈。《捷径方》载一毒药攻胎，药毒冲上，外证牙关紧急，口不能言，两手强直握拳，自汗，身有微热，与中风相似，但脉浮而软，十死一生，医多不识，若作中风治必死。用白扁豆二两，生去皮为末，新汲水调下，即效。

沈尧封曰：痰滞经络，宜二陈加胆星、竹沥、姜汁。

第十四节　初娠似劳

沈尧封曰：钱彬安室人，内热咳呛涎痰，夜不能卧，脉细且数，呼吸七至，邀余诊视。问及经事，答言向来不准，今过期不至。余因邻近，素知伊禀怯弱，不敢用药。就诊吴门叶氏，云此百日劳，不治。延本邑浦书亭治疗，投逍遥散，不应；更葳蕤汤，亦不应。曰：病本无药可治，但不药必骇病者，可与六味汤，聊复尔尔！因取六味丸料二十分之一煎服，一剂咳减，二剂热退，四剂霍然。惟腹中觉有块，日大一日，弥月生一女，母女俱安。越十余年，女嫁母故。后以此法治怀妊咳呛涎疾，或内热或不内热，或脉数或脉不数，五月以内者俱效，五月以外者，有效有不效。

王孟英按：亦有劳损似娠者，盖凡事皆有两面也。

第十五节　喘

丹溪曰：因火动胎，逆上作喘急者，用条芩、香附为末，水调服。

吕沧洲曰：有妇胎死腹中，病喘不得卧，医以风药治肺。诊其脉：气口盛人迎一倍，左关弦劲而疾，两尺俱短而离经。因曰：病盖得之毒药动血，以致胎死不下，奔迫而上冲，非外感也。大剂芎归汤，加催生药服之，下死胎。其夫曰：病妾有娠，室人见嫉，故药去之，众所不知也。

沈尧封曰：外感作喘，仍照男子治。故不录。他病仿此。

王海藏《医垒元戎》曰：胎前病唯当顺气。若外感四气，内伤七情，以成他病，治法与男子同，当于各证类中求之，惟动胎之药，切不可犯。

第十六节　恶阻

《金匮》曰：妇人得平脉，阴脉小弱，其人渴，不能食，无寒热，名妊娠。于法六十日当有此证。设有医治逆者，却一月加吐下者，则绝之。

沈尧封曰：楼全善云：恶阻谓呕吐恶心，头眩，恶食择食是也。绝之者，谓绝止医药，候其自安也。余尝治一二妊妇呕吐，愈治愈逆，因思"绝之"之旨，停药月余自安。

朱丹溪曰：有妊二月，呕吐，眩晕，脉之左弦而弱，此恶阻因怒气所激。肝气既伤，又挟胎气上逆，以茯苓半夏汤下抑青丸。

《千金》半夏茯苓汤　治妊娠阻病，心中愦闷，空烦吐逆，恶闻食气，头眩，体重，四肢百节疼烦沉重，多卧少起，恶寒，汗出，疲极，黄瘦。

半夏　生姜各三十铢　干地黄　茯苓各十八铢　橘皮　旋覆花　细辛　人参　芍药　芎䓖　桔梗　甘草各十二铢

上十二味㕮咀，以水一斗，煮取三升，分三服。若病阻，积月日不得治，及服药冷热失候，病变客热烦渴，口生疮者，去橘皮、细辛，加前胡、知母各十二铢；若变冷下利者，去干地黄，入桂心十二铢；若食少，胃中虚生热，大便闭塞，小便亦少者，宜加大黄十八铢，去地黄，加黄芩六铢，余依方服一剂，得下后消息。看气力冷热增损，更服一剂汤，便急使茯苓丸，令能食，便强健也。忌生冷醋滑油腻。

《千金》茯苓丸服前汤两剂后，服此即效。

茯苓　人参　桂心熬　干姜　半夏　橘皮各一两　白术　葛根　甘草　枳实各二两

上十味，蜜丸梧子大，饮服二十丸，渐加至三十丸，日三次。

徐蔼辉曰：《肘后》不用干姜、半夏、橘皮、白术、葛根，只用五物。妊娠忌桂，故熬。

王孟英按：胎前、产后，非确有虚寒脉证者，皆勿妄投热剂，暑月尤宜慎之。

又治妊娠恶阻呕吐不下食方

青竹茹　橘皮各十八铢　茯苓　生姜各一两　半夏三十铢

上五味，水六升，煮取二升半，分三服。

《千金》橘皮汤治妊娠呕吐，不下食。

橘皮　竹茹　人参　白术各十八铢　生姜一两　厚朴十二铢

上六味，水七升，煮取二升半，分三服。

沈尧封曰：费姓妇怀妊三月，呕吐饮食，服橘皮、竹茹、黄芩等药不效。松郡车渭津用二陈汤加旋覆花、姜皮，水煎，冲生地汁一杯，一剂吐止，四剂全愈。一医笑曰：古方生地、半夏同用甚少。不知此方即《千金》半夏茯苓汤，除去细辛、桔梗、芎䓖、白芍四味。

尧封又曰：呕吐不外肝、胃两经病。人身脏腑，本是接壤，怀妊则腹中增了一物，脏腑机栝，为之不灵，水谷之精微，不能上蒸为气血，凝聚而为痰饮，窒塞胃口，所以食入作呕，此是胃病；又妇人既娠，则精血养胎，无以摄纳肝阳，而肝阳易升，肝之经脉夹胃，肝阳过升，则饮食自不能下胃，此自肝病。《千金》半夏茯苓汤中用二陈，化痰以通胃也；用旋覆，高者抑之也；用地黄，补阴吸阳也；用人参，生津养胃也。其法可谓详且尽矣。至若细辛亦能散痰，桔梗亦能理上焦之气，芎䓖亦能宣血中之滞，未免升提；白芍虽能平肝敛阴，仲景法，胸满者去之，故车氏皆不用。斟酌尽善，四剂获安，有以也。

王孟英按：发明尽致，精义入神。

沈尧封曰：蔡姓妇恶阻，水药俱吐。松郡医用抑青丸，立效。黄连一味为末，粥糊丸麻子大，每服二三十丸。

尧封又曰：肝阳上升，补阴吸阳，原属治本正理。至肝阳亢甚，滴水吐出，即有滋阴汤药，亦无所用，不得不用黄连之苦寒，先折其太甚，得水饮通，然后以滋阴药调之，以收全效。

王孟英按：左金丸亦妙。

沈尧封曰：沈姓妇恶阻，水浆下咽即吐，医药杂投不应。身体骨立，精神困倦，自料必死，医亦束手。一老妇云：急停药，八十日当愈。后果如其言。停药者，即《金匮》"绝之"之义也。至八十日当愈一语，岂《金匮》"六十日当有此证"之误耶？不然，何此言之验也。

尧封又曰：朱宗承正室，甲戌秋，体倦吐食，诊之略见动脉，询得停经两月，恶阻证也。述前治法，有效有不效。如或不效，即当停药，录半夏茯苓汤方与之，不效，连更数医。越二旬，复邀余诊。前之动脉不见，但觉细软，呕恶日夜不止，且吐蛔两条。余曰：恶阻无碍，吐蛔是重候。姑安其蛔以观动静，用乌梅丸，早晚各二十丸，四日蛔止，呕亦不作。此治恶阻之变局也，故志之。

第十七节　子烦（妊妇烦名子烦）

丹溪曰：因胎元壅郁热气所致。

沈尧封曰：子烦病因，曰痰、曰火、曰阴亏。因痰者，胸中必满。仲景云，心中满而烦，宜瓜蒂散，此是吐痰法。妊妇禁吐，宜二陈汤加黄芩、竹茹、旋覆花。阴亏火甚者，仲景黄连阿胶汤最妙。

汪讱庵《医方集解》有竹叶汤一方，治妊娠心惊胆怯，终日烦闷，名子烦。因受胎四五月，相火用事；或盛夏君火大行，俱能乘肺以致烦闷。胎动不安，亦有停痰积饮，滞于胸隔，以致烦闷者。

麦门冬钱半　茯苓　黄芩一钱　人参五分　淡竹叶十片

竹叶清烦，黄芩消热，麦门冬凉肺。心火乘肺，故烦出于肺。茯苓安心，人参补虚，妊娠心烦，固多虚也。如相火盛者，单知母丸；君火盛者，单黄连丸；心神不安者，朱砂安神丸。切不可作虚烦，用栀豉等药治之。一方茯苓为君，无人参，有防风、知母，有痰者加竹沥。

第十八节　子悬

严氏紫苏散许叔微曰：治怀胎近上，胀满痰痛，谓之子悬。陈良甫曰：妊至四五月，君相二火养胎，热气逆上，胎凑心胸，腹满痞闷，名曰子悬。用此加黄芩、山栀之类。一方无川芎，名七宝散。许叔微云；六七月子悬者用之，数数有验，不十服，胎便近下。

紫苏一钱　腹皮　人参　川芎　橘皮　白芍　当归各三分　甘草一分

锉分三服，水一盏，生姜四片，葱白煎，去渣服。

徐蔼辉曰：去川芎，因避升提之故。

汪讱庵曰：治胎气不和，凑上胸腹，腹满，头疼，心腹腰胁皆痛，名子悬。因下焦气实，相火旺盛，举胎而上，上逼心胸也。每服止用苏叶一钱，当归七分，腹皮以下皆五分，甘草二分，无葱白；心腹痛者，加木香、延胡。

陈来章曰：芎、归、芍药以和其血；苏、橘、大腹以顺其气。气顺血和，则胎安矣。既利其气，复以人参、甘草养其气者。顺则顺其邪逆之气，养则养其冲和之气也。

徐蔼辉曰：延胡动血，恐未可用。

赵养葵有命门虚寒，胎上凑心就暖一说。

沈尧封曰：此是百中仅一，非实是虚寒脉证，热药不可尝试。

沈尧封曰：郁姓妇怀妊九月，偶因劳动，遂觉腹痛，胎渐升至胸中，气塞不通，忽然狂叫咬人，数人扶持不住，病名子上撞心，即子悬之最重者。用旋覆代赭汤去参、枣，连灌两剂，胎堕得生。又一妇，证亦如之，服前药，胎堕而死。

尧封又曰：陆检修正室，子上撞心。江稳婆教磨代赭汁服，遂产两子。一子在上，横于心下，一子撞着上子，故经一昼夜不至撞心，得不死，产下遂安。

葱白汤治胎上逼心烦闷，又治胎动困笃。本草云：葱白通阳安胎。楼全善曰：此方神效，脉浮滑者宜之。葱白二七茎，浓煮汁饮之，胎未死即安，已死即出。未效再服。

陈良甫曰：一妇孕七个月远归，忽然胎上冲作痛，坐卧不安。两医治之无效，遂云胎已死。用蓖麻子研烂，和麝香贴脐中以下之，命在呼吸。余诊视：两尺脉绝，他脉和平。余问二医作何证治之？答云：死胎。问何以知之？曰：两尺沉绝，以此知之。余曰：此说出何书？二医无答。余曰：此子悬也。若是死胎，却有辨处：面赤舌青，子死母活；面青舌赤吐沫，母死子活；唇舌俱青，子母俱死。今面不赤，舌不青，其子未死，是胎上逼心，宜以紫苏饮。连进至十服，而胎近下矣。

李氏曰：子悬证，火盛极，一时心气闷绝而死，紫苏饮连进可救。若两尺脉绝者，有误服动胎药，子死腹中，则憎寒，手指唇爪俱青，全以舌为证验，芎归汤救之。

王孟英按：戊申秋，荆人妊八月，而患咳嗽碍眠，鼻衄如射，面浮肢肿，诸药不应。谛思其故，素属阴虚，内火自盛，胎因火动，上凑心胸，肺受其冲，咳逆乃作，是不必治嗽，仍当以子悬治之。因以七宝散去参、芎、生姜，为其胸满而内热也；加生石膏以清阳明之火；熟地黄以摄根蒂之阴。投匕即安。今年冬仲，亦以八月之娠，而悲哀劳瘁之余，胎气冲逆，眩晕嗽痰，脘胀便溏，苔黄口渴。予蠲饮六神汤去胆星、茯苓，加枳实、苏叶、大腹皮以理气开郁；黄芩、栀子、竹茹以清热安胎。一剂知，二剂已。凡子悬因于痰滞者，余每用此法，无不应如桴鼓。

第十九节　妊娠肿胀

沈尧封曰：妊妇腹过胀满，或一身及手足面目俱浮，病名子满，或名子肿，或名子气，或名胎水，或名琉璃胎。但两脚肿者，或名皱脚，或名脆脚。名色虽多，不外有形之水病，与无形之气病而已。何则？胎碍脏腑，机栝不灵。肾者胃之关也，或关门不利，因而聚水；或脾不能散精行肺；或肺不能水精四布：此有形之水病也。又腹中增一物，则大气升降之道窒塞，此无形之气病也。病在有形之水，其证必皮薄色白而亮；病在无形之气，其证必皮厚色不变。说见《内经·胀论》，细玩自明。更有痰滞一证，痰虽水类，然凝聚质厚，不能遍及皮肤，惟壅滞气道，使气不宣通，亦能作肿，其皮色不变，故用理气药不应，加化痰之品，自然获效。

193

徐蔼辉曰,《灵枢·水胀论》曰:水始起,目窠上微肿,如新卧起之状,其颈脉动,时咳,阴股间寒,足胫肿,腹乃大,其水已成矣。以手按其腹,随手而起,如裹水之状,此其候也。肤胀者,寒气客于皮肤之间,鼜鼜然不坚,腹大身尽肿,皮厚,按其腹窅而不起,腹色不变,此其候也。愚按于肤胀言皮厚色不变,则水胀之皮薄色变可知矣。存参。

《千金》鲤鱼汤 治妊娠腹胀满,或浑身浮肿,小便赤涩。

沈尧封曰:此治有形之水也,以腹胀满为主。身肿溺涩上加一"或"字,乃或有或无之词,不必悉具。

陈良甫曰:胎孕至五六个月,腹大异常,此由胞中畜水,名曰胎水。不早治,恐胎死。或生子手足软短,宜《千金》鲤鱼汤。盖鲤鱼归肾,又是活动之物,臣以苓、术、姜、橘,直达胞中去水;又恐水去胎虚,佐以归、芍,使胎得养。真神方也。

当归 白芍各一钱 茯苓一钱五分 白术二钱 橘皮红五分 鲤鱼一尾去鳞肠

作一服,白水煮熟,去鱼,用汁一盏半,入生姜三片,煎一盏,空心服,胎水即下。如腹闷未尽除,再合一服。

《金匮》葵子茯苓汤 治妊娠有水气,身重,小便不利,洒淅恶寒,起即头眩。

沈尧封曰:此滑利之剂,亦治有形之水。

葵子一斤 茯苓三钱

为散,饮服方寸匕,日三服,小便利则愈。天仙藤散治妊娠三月成胎之后,两足自脚面渐肿至腿膝,行步艰难,喘闷妨食,状似水气,甚至足指间出黄水者,谓之子气。此元丰中淮南名医陈景初制,本名香附散,李伯时更名天仙苈散。

沈尧封曰:此理气方也。脚面渐肿至腿膝,并足指间黄水出,是水与气同有之证，不得即谓之气病。必皮厚色不变，方是气病，用此方为对证。

天仙藤即青木香苞，洗，略焙　香附炒　陈皮　甘草　乌药　木香

等分锉末，每服五钱，加生姜三片、紫苏五叶，水煎，日三服。肿消止药。

齐仲甫曰：妊娠八九月见脚肿，不必治，当易产。因胎中水必多，不致燥胎故也。若初妊即肿者，是水气过多，儿未成体，恐胎伤坏。

脚肿主男胎。宋少主微行，徐文伯从。见一妊妇不能行，少主脉之曰：此女形也。文伯诊之曰：此男胎也，在左则胎色黑。少主怒，欲破之。文伯恻然曰：臣请针之。补合谷，泻三阴交，应手而下，男形而色黑。

薛立斋案云：一妊妇腹胀，小便不利，吐逆，诸医杂进温胃宽气等药，服之反吐，转加胀满凑心。验之胎死已久，服下死胎药不能通，因得鲤鱼汤。其论曰：妊妇通身肿满，或心胸急胀，名曰胎水。遂看妊妇胸肚不分，急以鲤鱼汤三五服，大小便皆下恶水，肿消胀去，方得分娩死胎。此证盖因怀妊腹大，不以为怪，竟至伤胎，可不慎哉！

第二十节　妊娠经来

王叔和曰：妇人月经下，但少，师脉之，反言有娠。其后审然，其脉何类？曰：寸口脉阴阳俱平，营卫调和，沈注：寸口脉阴阳俱平，自然营卫调和也。按之则滑，浮之则轻。沈注：重按之以候阴分，则滑是有余之象；浮取之以候阳分，则轻是不足之象。窃谓此

即阴搏阳别之义。阳明少阴，各如经法。沈注：冲隶阳明主血，任隶少阴主精。各如经法，精血无损，是有妊而不堕之象。身反洒淅不欲食，头痛，心乱，呕吐，沈注：诸证经所谓身有病而无邪脉，妊子也。呼之则微，吸之不惊。阳多气溢，阴滑气盛，滑则多实，六经养成，所以月见。沈注：呼出之气微数，吸入之气舒徐不惊，是阳气多溢于外。令阳气不足于内，阴脉滑则阴血内盛，所以月见经来，六经养成句无解，尚须查详。阴见阳精，汁凝胞散，散者损胎。沈注：若阴分虚而阳精乘之，脑中必散，方是胎堕，然胞中若散，脉必散而不滑，今脉消无虞也。设复阳盛，双妊二胎，今阳不足，是故令激经也。沈注：设阴阳俱盛必双胎。今气不足而血有余，非双胎，乃激经也。

考异："月经下"，周本作"经月下"。"但少"，周本作"但为微少"。"娠，作呕，何类？"周本下有"何以别之？"四字。"按之则滑"，周无"则"字。"不欲食"，周本下有"饮"字。"呕吐"，周本作"呕哕欲吐"。"呼之则微"，周作"呼则微数"。"吸之不惊"，周作"吸则不惊"。"散者损胎"，周作"散者损堕"。

《产乳集》曰：妊妇月信不绝，而胎不损，问产科熊宗古。答云：此妇血盛气衰，其人必肥。既妊后，月信常来，而胎不动。若便以漏胎治之，则胎必堕；若不作漏胎治，则胎未必堕。宗古之言，诚为有见。然亦有未必因血盛者，荣经有风，则经血喜动，以风胜故也。则所下者，非养胎之血，若作漏胎治，投以滋补，是实实也，胎岂有不堕？若知是风，专以一味风药投之，经信可止，即不服药，胎亦无恙。亦有胎本不固，因房室不节，先漏而后堕胎者，须作漏胎治，又不可不审！

沈尧封曰：妊娠经来，与漏胎不同。经来是按期而至，来亦必少，其人血盛气衰，体必肥壮。漏胎或因邪风所迫，或因房室不节，血来未必按期，体亦不必肥壮。且漏胎之因，不尽风邪、房室，更有血热肝火诸证，不可不察脉辨证。风入脉中，其脉乍大乍小，有时陇起。所云一味治风药，是举卿古拜散。沈注：即华伦愈风散。荆芥略炒为末，每服三钱，黑豆淬酒调服。血热证必五心烦热，治以黄芩、阿胶凉血之药。肝火内动，脉必弦数，并见气胀腹痛，治以加味逍遥散。房劳证脉必虚，宜人参；或虚而带数，宜六味汤。

虞天民曰：或问妊妇有按月行经而胎自长者；有三五个月，其血大下而胎不堕者；或及期而娩；或逾月而生。其理何欤？曰：按月行经而胎自长者，名曰盛胎。其妇气血充盛，养胎之外，其血有余故也；有数月之胎而血大下，谓之漏胎：因事触胎，动其冲脉，故血下而不伤子宫也。然孕中失血，胎虽不堕，气血亦亏，多致逾月不产。曾见有十二三月、十七八月或二十四五个月生者，往往有之，俱是气血不足，胚胎难长故耳！凡十月之后未产者，当大补气血以培养之，庶无分娩之患。

李氏曰：胎漏自人门下血，尿血自尿门下血。萧赓六云：胎漏下血，频出无时；尿血溺时方下，不溺则不下。

沈尧封曰：尿血，小蓟饮子妙。

王孟英按：怀孕屡漏之后，气血耗伤，有迟至三四十月而生者。或谓妊娠带下，多主生女，亦大不然也。吴酝香大令五令媳，素患带，婚后带益盛，继渐汛愆，医皆以为带所致，久投温涩无效。余诊之，脉甚滑数，以怀麟断，清其胎火而愈。及期果诞一子。

第二十一节　子淋　转胞

徐蔼辉曰：此"淋"字，与俗所云"赤淋"淋字不同。彼指赤带言，系女精；此系指小水言也。

妊妇淋曰子淋。小便不出曰转胞。子淋小便频数，点滴而痛；转胞频数，而溲少不痛。淋属肝经阴亏火炽；转胞因膀胱被胎压住。膀胱止有一口，未溺时其口向上，口端横一管，上半管即名下焦，下半管即是溺孔。未溺时，膀胱之底下垂如瓶状，其口在上，与下焦直对，溺从下焦渗入，故曰"下焦者，别回肠，而渗入膀胱焉。"欲溺时，大气举膀胱之底，如倾瓶状，其口向下，从溺孔注出，故曰"气化则能出矣"。转胞一证，因胎大压住膀胱，或因气虚不能举膀胱之底。气虚者补气，胎压者托胎。若浪投通利，无益于病，反伤正气。

徐蔼辉曰：汪切庵又谓胞系转戾，脐下急痛为转胞，溲或数或闭。二说小异。

子淋方

生地　阿胶　黄芩　黑山　栀木通　甘草　水煎服。

丹溪治一妊妇小便不通，令一妇用香油涂手，自产门入，托起其胎，溺出如注。即用人参、黄芪、升麻大剂煎服。又治一妇转胞，用参、归煎服，探吐得愈。

沈尧封曰：切庵载其方名参术饮。用当归、热地黄、芎䓖、芍药、人参、白术、留白陈皮、半夏、炙甘草，加姜煎，空心服。丹溪论曰：窘胞之病，妇之禀受弱者、忧闷多者、性躁急者、食味厚者，多有之。古方用滑药鲜效，因思胞不自转，为胎被压，若举起胎，胞必自疏，水道自通矣。近吴宅宠人患此，脉似涩，重则弦。予曰：此得之忧患。涩为血少气多；弦为有饮。血少则胎弱不能举；

气多有饮，中焦不清而溢，则胎避而就下。乃以上药与饮，随以指探喉中，吐出药汁，候气定，又与之而安。此恐偶中，后治数人皆效。

仲景云：妇人本肥盛，今反羸瘦，胞系了戾，但利小便则愈，宜服肾气丸：以中有茯苓故也；地黄为君，功在补胞。又法：将孕妇倒竖，胞转而小便自通矣。

沈尧封曰：汪昂采《本事》安荣散，治子淋心烦闷乱。云子淋，膀胱小肠虚热也，虚则不能制水，热则不能通利，故淋。心与小肠相表里，故烦闷。方用人参、甘草之甘以补虚；木通、灯草之渗，滑石之滑，以通淋闷。肺燥则天气不降，而麦门冬能清之；肾燥则地气不升，而细辛能润之；血燥则沟渎不濡，而当归能滋之也。亦有因房劳内伤胞门，冲任虚者，宜八珍汤或肾气丸。

第二十二节　妊娠滞下及下利

《本草纲目》：妊娠下利，用鸡卵一个，乌骨者尤妙。开孔去白留黄。入漂铅丹五钱搅匀，泥裹煨透，研末。每服二钱，米饮下。一服效是男，两服效是女。

沈尧封曰：曾试过，有效有不效。然利即不止，而腹痛必缓。

薛立斋云：一妊妇久利，用消导理气之剂，腹内重坠，胎气不安。又用阿胶、艾叶之类不应，用补中益气汤而安。继用六君子全愈。

又云：妊身利下黄水，是脾土亏损，其气下陷也，宜补中汤。

王孟英按：此下利乃泄泻自利之证，若滞下赤白之痢证，仍当别治。

第二十三节　妊娠腹痛

《金匮》曰：妇人怀妊腹中疗痛者，当归芍药散主之。

当归三两　芍药一斤　茯苓四两　白术四两　泽泻半斤　芎劳三两

上六味为散，取方寸匕，酒和，日三服。

《金匮》曰：妊娠腹中痛，为胞阻，胶艾汤主之。

芎劳　阿胶　甘草各二两　艾叶　当归各三两　芍药四两　干地黄六两

上七味，水五升，清酒三升，合煮取三升，去渣，内胶令消尽，温服一升，日三次。

徐蔼辉曰：严氏用治胎动胎漏、经漏腰痛、腹满抢心。短气加黄者。却庵亦谓妊娠下血腹痛为胞阻，主此汤。又曰：又方阿胶一斤，蛤粉炒，艾叶数茎，亦名胶艾汤。治胎动不安，腰腹疼痛，或胎上抢心，去血腹痛。

《金匮》曰：怀妊六七月，脉弦发热，其胎愈胀，腹痛恶寒者，小腹如扇。所以然者，子脏开故也，当以附子汤温其脏。

附子二枚，破八片，去皮　人参二两　白术四两　芍药三两　茯苓三两

《大全》云：妊娠四五月后，每当胸腹间气刺满痛，或肠鸣，以致呕逆减食。此由忿怒忧思过度、饮食失节所致。蔡元度宠人有子，夫人怒欲逐之，遂成此病。医官王师复处以木香散；莪术、木香、甘草、丁香。盐汤下，三服而愈。

沈尧封曰：夏墓荡一妇，丰前桥章氏女也。已卯夏，章氏来请，云怀孕七个月，患三疟痢疾。及诊，病者止云小便不通，腹痛欲死，小腹时有物垄起；至若利疾，日夜数十起，所下无多，仍是粪水；疟亦寒热甚微。予思俱是肝病。盖肝脉环阴器，抵少腹，肝气作胀，故小腹痛、溺不利，胀甚则数欲大便；肝病似疟，故寒热。

予议泄肝法，许其先止腹痛，后利小便。彼云：但得如此即活，不必顾胎。予用川楝子、橘核、白通草、白芍、茯苓、甘草煎服。一剂腹痛止、小便利；四剂疟利尽除，胎亦不堕。以后竟不服药，弥月而产。

王孟英按：徐悔堂云，秣陵冯学园之内，久患痞痛。每发自脐间策策动，未几遍行腹中，疼不可忍。频年医治，不一其人，而持论各异。外贴膏药，内服汤丸，攻补温凉，备尝不效，病已濒危，谢绝医药。迨半月后，病势稍减。两月后，饮食如常。而向之策策动者，日觉其长，驯至满腹。又疑其鼓也，复为医治，亦不能愈，如是者又三年。忽一日腹痛几死，旋产一男，母子无恙，而腹痞消。计自初病至产，盖已九年余矣。此等奇证，虽不恒见，然为医者，不可不知也。

第二十四节　妊娠腰痛

《大全》云：妇人肾以系胞，腰痛甚则胎堕，故最为紧要。若闪挫气不行者，通气散；肾虚者，青娥不老丸。总以固胎为主。

通气散方（《良方》）破故纸瓦上炒香为末，先嚼胡桃一个，烂后，以温酒调服故纸末三钱，空心服。治妊妇腰痛不可忍，此药最神。

王孟英按：故纸性热妨胎，惟闪挫可以暂用，或但服胡桃较妥。

薛立斋云：腰痛因肝火动者，小柴胡汤加白术、枳壳、山栀。

沈尧封曰：腰之近脊处属肾；两旁近季胁者属肝。

第二十五节　妊娠腹内钟鸣

《大全》用鼠窟前后土为细末，研麝香，酒调下，立愈。

第二十六节　腹内儿哭

《产宝》云：腹中脐带上疙瘩，儿含口中，因妊妇登高举臂，脱出儿口，以此作声。令妊妇曲腰就地，如拾物状，仍入儿口，即止。又云：用空房中鼠穴土，同川黄连煎汁饮，亦效。

沈尧封曰：相传腹内钟鸣，即是儿哭。今人治此，撒豆一把在地，令妊妇细细拾完，即愈。此是妙法。

王孟英按：此讆言也。王清任曰：初结胎无口时，又以何物吮血养生？既不明白，何不归而谋诸妇。访问的确再下笔，庶不贻笑后人。此说甚精。余尝谓身中之事，而身外揣测，虽圣人亦不免有未必尽然之处。故拙案论证，但以气血寒热言之，固属肤陋，实不敢以己所未信者欺人也。今春与杨素园大令言及，从来脏腑之论，殊多可疑。杨侯叹曰：君可谓读书得间，不受古人之欺者矣。因出玉田王清任《医林改错》见赠。披阅之下，竟将轩岐以来四千余年之案，一日全反，毋乃骇闻？然此公征诸目击，非托空言，且杨侯遍验诸兽，无不脗合。然则昔之凿凿言脏腑之形者，岂不皆成笑柄哉？然泰西《人身图说》一书，流入中国已二百余年，所载脏腑与王说略同。而俞理初未见改错，过信古书，于癸巳类稿内沿袭旧伪。谓中外脏腑迥殊，且云外洋人睾丸有四枚，尤属杜撰欺人。

第二十七节　养胎

徐蔼辉曰,《金匮》云:怀身七月,太阴当养。以此见十月养胎之说,其来久矣。

徐之才曰:妊娠一月名胎胚,足厥阴肝脉养之;二月名始膏,足少阳胆脉养之;三月名始胞,手少阴心主胞络脉养之;四月始受水精以成血脉,手少阳三焦脉养之;五月始受火精以成气,足太阴脾脉养之;六月始受金精之气以成筋,足阳明胃脉养之;七月始受木精之气以成骨,手太阴肺脉养之;八月始受土精之气以成肤革,手阳明大肠脉养之;九月始受石精之气以成毛发,足少阴肾脉养之;十月五脏六腑皆具,俟时而生。

徐蔼辉曰:《人镜经》惟手太阳小肠与手少阴心二经不养者,以其上为乳汁,下主月水也。

王孟英按:此亦道其常耳!有每妊不足月而产者;有必逾期而产者;有先后不等者:亦不为病也。惟产不足月,而形有未备,或产虽足月,而儿极萎小者,皆母气不足为病。再有身时,须预为调补,自然充备。余邻家蓄一母鸡,连下数卵,壳皆软。邻以为不祥,欲杀之。余谓此下卵过多,母气虚也。令以糯米、蛇床子饲之,数日后下卵如常。推之于人,理无二致。

巢元方曰:妊娠受胎,七日一变。堕胎在三、五、七月者多;在二、四、六月者少。三月属心,五月属脾,七月属肺,皆属脏,脏为阴,阴常不足,故多堕耳!如在三月堕者,后孕至三月仍堕,以心脉受伤也,先须调心。五月、七月堕者亦然。惟一月堕者,人不知也。一月属肝,怒则多堕;洗下体,窍开亦堕。一次即堕,肝脉受伤,下次仍堕。今之无子者,大半是一月堕者,非尽不受胎也。故凡初交后,最宜将息,勿复交接以扰子宫,勿令劳怒、勿举重、勿洗浴，又多服养肝平气药，则胎固矣。

丹溪曰：阳施阴化，胎孕以成。血气虚损，不足荣养其胎，则自堕。譬如枝枯则果落，藤萎则花堕。或劳怒伤情，内火便动，亦能动胎。正如风撼其树，人折其枝也。火能消物，造化自然，《病源》乃谓风冷伤子脏而堕，未得病情者也。有孕妇至三四月必堕，其脉左手大而无力，重取则涩，知血少也。止补中气，使血自荣。以白术浓煎，下黄芩末，数十剂而安。因思胎堕于内，热而虚者为多。曰热、曰虚，当分轻重。盖孕至三月，上属相火，所以易堕。不然，黄芩、熟艾、阿胶，何谓安胎妙药耶？

方约之曰：妇人有娠则碍脾，运化迟而生湿、湿生热。丹溪用黄芩、白术为安胎圣药。盖白术健脾燥湿，黄芩清热故也。但妊娠赖血养胎，方内四物去川芎，佐之为尤备耳！

张飞畴曰：古人用条芩安胎，惟形瘦血热，营行过疾，胎常上逼者相宜。若形盛气衰，胎常下坠者，非人参举之不安；形实气盛，胎常不运者，非香、砂耗之不安；血虚火旺，腹常急痛者，非归、芍养之不安；体肥痰盛，呕逆眩晕者，非二陈豁之不安。此皆治母气之偏胜也。若有外邪，仍宜表散；伏邪时气，尤宜急下，惟忌芒硝，切不可犯。

王孟英按：条芩但宜于血热之体。若血虚有火者，余以竹茹、桑叶、丝瓜络为君，随证辅以他药，极有效。盖三物皆养血清热而熄内风。物之坚，莫如竹皮。《礼》云：如竹箭之有筠是也。皮肉紧贴，亦莫如竹，故竹虽茹而皮肉不相离，实为诸血证之要药。观塞舟不漏可知矣。桑叶，蚕食之以成丝。丝瓜络筋膜联络，质韧子坚，具包罗维系之形。且皆色青入肝，肝虚而胎系不牢者，胜于四物、阿胶多矣。惜未有发明之者！

王海藏曰：安胎之法有二。如，母病以致动胎者，但疗母则胎自安；苦胎有触动以致母病者，安胎则母自愈。

丹溪云：有妇经住，或成形未具，其胎必堕。察其性急多怒，色黑气实，此相火太盛，不能生气化胎，反食气伤精故也。

丹溪又曰：有妇经住三月后，尺脉或涩或微弱，其妇却无病，知是子宫真气不全，故阳不施，阴不化，精血虽凝，终不成形，或产血块，或产血泡也。惟脉洪盛者不堕。

第二十八节　胎动不安

血虚火盛，其妇必形瘦色黑。其胎常上逼者，宜条芩、阿胶。

徐蔼辉曰：前张飞畴说，谓形瘦血热宜条芩，血虚火旺宜归、芍，此似将上二条并为一治，想须在胎上逼与腹急痛上分别，未知是否！存参。

气虚妇体肥白，胎常下坠，宜人参。

徐蔼辉曰：体肥白是气虚证据，宜与张说参看。又思体肥白者，未必皆气虚，必肥白而胎下坠，方是形盛气衰也。须辨。存参。

王孟英按：审属气虚欲堕者，补中益气法甚妙。

形气盛，胎常不运者，宜香、砂。

痰气阻滞，体肥，呕逆眩晕者，宜二陈。

怒气伤肝，加味逍遥散。

毒药动胎，白扁豆二两，生去皮末，新汲水下。沈尧封曰：已见"厥逆门"，须合参以辨其证。交接动胎，其证多呕。《产宝百问方》饮竹沥一升有验。人参尤妙。

筑磕着胎，恶露已下，疼痛不止，口噤欲绝，用神妙佛手散探之。若不损则痛止，子母俱安；若损胎立便逐下。即芎归汤治伤胎，多神效。

胎动下血不绝欲死，《本草纲目》用蜜蜂蜡，如鸡子大，煎三五沸，投美酒半升服，立瘥。冯云：神效。蜡淡而性涩，入阳明故也。

王孟英按：怀妊临月，并无伤动，骤然血下不止，腹无痛苦者，名海底漏。亟投大剂参、耆，十不能救其一二。此由元气大虚，冲脉不摄，而营脱于下也。

王叔和曰：胎病不动，欲知生死，令人摸之：如覆盆者则男，如肘颈参差起者女也。冷者为死；温者为生。

第二十九节　胎死腹中及胞衣不下

《圣济总录》云：胞衣不下，急于胎之未生；子死腹中，危于胎之未下。盖胎儿未下，子与母气，通其呼吸。若子死腹中，胞脏气寒，胎血凝沍，气升不降。古方多用行血、顺气药，及硝石、水银、硇砂之类。然胎已死，躯形已冷，血凝气聚，复以至寒之药下之，不惟无益，而害母命也多矣。古人用药，深于用意。子死之理有二端，用药寒温、各从其宜。如娠妇胎漏，血尽子死者；有坠堕颠扑，内伤子死者；有久病胎萎子死者：以附子汤进三服，使胞脏温暖，凝血流动。盖以附子能破寒气堕胎故也。若因伤寒热证、温疟之类，胎受热毒而死，留于胞中不下者。古人虑其胎受热毒，势必胀大难出，故用朴硝、水银、硇砂之类，不惟使胎不胀，且能使胎化烂，副以行血顺气之药，使胎即下也。

热病胎死腹中，新汲水浓煮红花汁，和童便热饮，立效。见《本草经疏》

妊病去胎，大麦芽一升，蜜一升，服之即下。见《千金方》

齐仲甫曰：堕胎后血出不止，一则因热而行；一则气虚不能敛。泻血多者，必烦闷而死。或因风冷堕胎，血结不出，抢上攻心，烦闷而死，当温经逐寒、其血自行。若血淋漓不止，是冲任气虚，不能约制故也，宜胶艾汤加伏龙肝散。

王孟英按：有无故堕胎而恶露全无者，此血虚不能荣养，如果之未熟而落。血既素亏，不可拘常例而再妄行其瘀也。

问：何以知胎死？曰：面赤舌青，母活子死；面青舌赤，子活母死；面舌俱青，子母俱死。死胎坠胀瘀痛，亦与常产不同。

王孟英按：吴鞠通云，死胎不下，不可拘执成方而悉用通法。催生亦然。当求其不下之故，参以临时所现之脉证若何，补偏救弊，而胎自下也。余谓诸病皆尔，不特下死胎也。又《寓意草》有用泻白散加芩、桔以下死胎之案。可见人无一定之病，病非一法可治，药无一定之用，随机应变，贵乎用得其当也。

王孟英按：许裕卿诊邵涵贞室，娠十七月不产，不敢执意凭脉，问诸情况，果孕非病。但云孕五月以后不动，心窃讶之。为主丹参一味，令日服七钱。两旬胎下，已死而枯。其胎之死，料在五月不动时。经年在腹不腐而枯，如果实在树，败者必腐，但亦有不腐者，则枯胎之理可推也。余谓此由结胎之后，生气不旺，未能长养，萎于胞中，又名僵胎。亦有不足月而自下者，并有不能破胞而自落者，余见过数人矣。若胎已长成，则岂能死于腹中而不为大患，至年余而始下哉？惜许君言之未详也。丹参长于行血，专用能下死胎，凡胎前皆宜慎用。世人谓其功兼四物，以之安胎，因而反速其堕，而人不知之，余见亦多矣。

第三十节　妊娠药忌

王孟英按：凡大毒、大热及破血、开窍、重坠、利水之药，皆为妊娠所忌。《便产须知》歌曰：蚖蚖青，即青娘子斑（蝥）水蛭与虻虫，乌头附子及天雄，野葛水银暨巴豆，牛膝薏苡并蜈蚣，（三）棱莪（茱）赭石芫花麝（香），大戟蛇蜕黄雌雄，砒石硝黄硝兼火硝、芒硝、牙硝，黄是大黄牡丹桂，槐花子同此。药凉血止血，何以孕妇禁服？盖能破子宫之精血也牵牛皂角同，半夏制过者，不忌南星胆制，陈久者不忌兼通草，瞿麦干姜桃（仁）木通，钢砂干漆蟹爪甲，地胆茅根与䗪虫。《本草纲目》续曰：乌喙侧子羊踯躅，藜芦茜（根）（厚）朴及薇衔，榄根菌茹葵花子，赤箭莽草刺猬皮，鬼箭红花苏方木，麦蘖常山蒺藜蝉，锡粉硇砂红娘子即蔺上亭长，硫黄石蚕并蜘蛛，蝼蛄衣鱼兼蜥蜴，桑蠹飞生暨樗鸡，牛黄犬兔驴马肉，鳝鳢虾蟆鳖共龟。余又补之曰：甘遂没药破故纸，延胡商陆五灵脂，姜黄葶苈穿山甲，归尾灵仙樟（脑）续随，王不留行龟鳖甲，麻黄（川）椒（神）曲伏龙肝，珍珠犀角车前子，赤芍丹参蔚茺蔚，即益母草射干，泽泻泽兰紫草郁（金），土瓜（根）滑石自犀角至此，虽非伤胎之药，然系行血通窍之品，皆能滑胎。凡胎元不足，及月分尚少者，究宜审用。余性谨慎，故用药如是。设有故无殒，不在此例及紫葳即凌霄花。又《外科全生集》云：娠妇患疮疡，虽膏药不宜擅贴，恐内有毒药，能堕胎也。夫外治尚宜避忌，况内服乎！故妇人善饮火酒者，每无生育，以酒性热烈，能消胎也。附及之以为种玉者告。

卷　下

第一节　临产

徐蔼辉曰:《济生产经》曰, 胎前之脉贵实; 产后之脉贵虚。胎前则顺气安胎; 产后则扶虚消瘀。此其要也。丹溪云: 产后脉洪数; 产前脉细小涩弱, 多死。怀妊者, 脉主洪数。已产而洪数不改者, 多主死。

杨子建《十产论》: 一曰正产。二曰伤产: 未满月而痛如欲产, 非果产也, 名为试月, 遽尔用力, 是谓伤产。三曰催产: 正产之候悉见而难产, 用药催之, 是谓催产。四曰冻产: 冬产血凝不生。五曰热产: 过热血沸, 令人昏晕。六曰横产: 儿身半转, 遽尔用力, 致先露手, 令稳婆推足入腹。七曰偏产: 儿未正而用力所致。八曰碍产: 儿身已顺, 不能生下, 或因脐带绊肩, 令稳婆拨之。九曰坐产: 急于高处系一手巾, 令母攀之, 轻轻屈足坐身, 可产。十曰盘肠产: 临产母肠先出, 然后儿生; 产后若肠不收, 用醋半盏, 新汲水七分和匀, 噀产母面, 每噀一缩, 三噀尽收。

孕妇只觉腹痛, 未必遽产; 连腰痛者为将产, 胞系于肾故也。凡腰腹痛, 试捏产母手中指中节或本节跳动, 方可临盆, 即产。

王孟英按: 中指跳动, 亦有不即产者; 更有腰腹不甚痛, 但觉酸坠而即产者。

儿未生时, 头本在上, 欲生时转身向下, 故腹痛难忍。此时妇当正身宽带仰卧, 待儿头到了产户, 方可用力催下。若用力太早, 或束肚倚着, 儿不得转身。即有横生、逆生手足先出之患。

许叔微曰：有产累日不下，服药不验，此必坐草太早，心惧而气结不行也。经云：恐则气下；恐则精怯。怯则上焦闭，闭则气逆，逆则下焦胀，气乃不行。得紫苏饮一服便产。方见子悬门

王孟英按：难产自古有之。庄公寤生见于《左传》。故先生如达，不拆不副，诗人以为异征。但先生难而后生易，理之常也，晚嫁者尤可察焉。然颇有虽晚嫁而初产不难者；非晚嫁而初产虽易，继产反难者；或频产皆易，询有一次甚难者；有一生所产皆易；有一生所产皆难者。此或由禀赋之不齐，或由人事之所召，未可以一例论也。谚云：十个孩儿十样生，至哉言乎！若得儿身顺下，纵稽时日，不必惊惶，安心静俟可耳！会稽施圃生茂才诞时，其母产十三日而始下，母子皆安。世俗不知此理，稍觉不易，先自慌张。近有狡黠稳婆，故为恫吓，要取重价，裔而出之，索谢以去。奈贸贸者尚夸其手段之高。附识于此，冀世人之憬然悟。但有一种骡形者，交骨如环，不能开坼，名锁子骨。能受孕而不能产，如怀娠，必以娩难死。此乃异禀，万中不得其一。如交骨可开者，断无不能娩者也。方书五种不孕之所谓螺者，即骡字讹也。盖驴马交而生骡，纯牝无牡，其交骨如环无端，不交不孕，禀乎纯阴，性极驯良，而善走胜于驴马，然亦马之属也。《易》曰：坤为马，行地无疆，利牝马之贞，皆取象于此之谓也。人赋此形，而不能安其贞，则厄于娩矣。

催产神方　治胎浆已出，胎不得下，或延至两三日者，一服即产，屡用有效。

当归四钱　人参一钱　牛膝二钱　川芎一钱　龟板三钱　赫石三钱，研　肉桂一钱，去皮　益母二钱

水煎服。

王孟英按：此方极宜慎用，夏月尤忌，必审其确系虚寒者，始

可服之。通津玉灵汤最妙。余用猪肉一味，煎清汤服，亦甚效。

附神验保生无忧散　妇人临产先服一二剂，自然易生；或遇横生、倒产，甚至连日不生，速服一二剂，应手取效。

当归酒洗，一钱五分　川贝母一钱　黄耆八分　白芍酒炒，一钱二分　冬月用一钱　菟丝子一钱四分　厚朴姜汁炒，七分　艾叶七分　荆芥穗八分　枳壳炒，六分　川芎一钱三分　羌活五分　甘草五分

水二杯，姜二片，煎至八分，空腹温服。

程氏方解　此方流传海内，用者无不响应，而制方之妙，人皆不得其解。予谓孕妇胎气完固，腹皮紧窄，气血裹其胞胎，最难转动。此方用撑法焉。归、芎、白芍养血活血者也，厚朴去瘀血者也，用之撑开血脉；羌活、荆芥疏通太阳，将背后一撑，太阳经脉最长，太阳治而诸经皆治；枳壳疏理结气，将面前一撑；艾叶温暖子宫，撑动子宫，则胞胎灵动；川贝、菟丝最能运胎顺产，大具天然活泼之趣矣。此真无上良方云云。

如神散　路上草鞋一双，名千里马，取鼻梁上绳洗净烧灰，童便和酒调下三钱，神验。武叔卿《济阴纲目》云：于理固难通，于用实灵验。

沈尧封曰：千里马得人最下之气，佐以童便之趋下，酒性之行血，故用之良验。此药不寒不热，最是稳剂。

王孟英按：催生药不宜轻用，胎近产门而不能即下，始可用之。又须量其虚实，或补助其气血；或展拓其机关；寒者温行；热者清降；逆者镇坠。未可拘守成方而概施也。

《妇人良方》曰：加味芎归汤入龟板，治交骨不开。醋、油调滑石，涂入产门，为滑胎之圣药。花蕊石散治血入胞衣，胀大不能下，或恶露上攻。蓖麻子治胎衣不下。佛手散治血虚危证。清魂散治血晕诸证。失笑散治恶露腹痛，不省人事。

徐蔼辉曰：佛手散亦下死胎。胎死宜先服此，不伤气血。服此不下，次用平胃散加朴硝可也。

冻产治验刘复真治府判女，产死将殡。取红花浓煎，扶女于凳上，以绵帛蘸汤罨之，随以浇帛上，以器盛之，又暖又淋，久而苏醒，遂产一男。盖遇严冬，血凝不行，得温故便产也。

逆产足先出，用盐涂儿足底；横产手先出，涂儿手心。

徐蔼辉曰：盐螫手足，痛便缩入，俗乃谓之讨盐生也。

第二节　胞衣不下

急以物牢扎脐带，坠住，使不上升，然后将脐带剪断，使血不入胞，萎缩易下。若未系先断，胞升凑心，必死。

徐蔼辉曰：《保生录》云，觉胎衣不下，产妇用自己头发塞口中，打一恶心即下。切须放心，不可惊恐，不可听稳婆妄用手取，多致伤生。又以草纸烧烟熏鼻，即下。

芒硝三钱，童便冲服，立效。俞邃良先生目睹。松郡一老稳婆，包医是证。自带白末药一包，买牛膝二两，同煎去渣，冲童便半杯服，立下。

沈尧封曰：白末药定是玄明粉，玄明粉即制朴硝也。

第三节　产后喜笑不休

一老妪云：产后被侍者挟落腰子使然。用乌梅肉二个，煎汤服，立效。嘉郡钱邻哉目睹。

第四节　恶露过多不止

伏龙肝二两，煎汤澄清，化入阿胶一两服。如不应，加人参。

第五节　恶露不来

轻则艾叶及夺命散；重则无极丸；寒凝者，肉桂、红花等药，并花蕊石散。

王孟英按：产后苟无寒证的据，一切辛热之药皆忌。恶露不来，腹无痛苦者，勿乱投药饵，听之可也。如有疼胀者，只宜丹参、丹皮、玄胡、滑石、益母草、山楂、泽兰、桃仁、归尾、通草之类为治。慎毋妄指峻剂。生化汤最弗擅用。

第六节　九窍出血

《汇补》云：九窍出血，死证恒多。惟产后瘀血妄行，九窍出血，有用逐瘀之药而得生者，不可遽断其必死。此是阅历后之言，不可忽略！虽无方药，其法已具。

第七节　黑气鼻衄

郭稽中云：产后口鼻黑气起及鼻衄者，不治。盖阳明为经脉之海，口鼻乃阳明所见之部。黑气鼻衄，是营卫散乱，营气先绝，故不治。薛立斋云：急用二味参苏饮加附子，亦有得生者。

第八节　眩晕昏冒

去血过多者，宜重用阿胶，水化，略加童便服；去血不多者，宜夺命散。没药去油二钱，血竭一钱，共研末，分两服，糖调酒下。

沈尧封曰：此条宜与前恶露过多二条参看。

尧封又曰：钱姓妇产后发晕，两目不醒。产时恶露甚少，晕时恶露已断。伊夫向邻家讨琥珀散一服，约重二钱许，酒调灌下，即醒。其药之色与香俱似没药，大约即是血竭、没药之方。

尧封又曰：庚辰春，吕姓妇分娩。次日患血晕，略醒一刻，又目闭头倾，一日数十发，其恶露产时不少，但亦不断，脉大左关弦硬。用酒化阿胶一两，冲童便服。是夜晕虽少减，而头汗出，少腹痛有形，寒战如疟，战已发热更甚。投没药血竭夺命散二钱，酒调服。寒热、腹痛、发晕顿除。惟嫌通身汗出，此是气血已通，而现虚象。用黄芪五钱，炒归身二钱，甘草一钱，炒枣仁三钱，炒小麦五钱，大枣三个，煎服，汗止而安。

王孟英按：恶露虽少，而胸腹无苦者，不可乱投破瘀之药。今秋周鹤庭室人，新产而眩晕自汗，懒言，目不能开。乃父何新之视脉虚弦浮大，因拉余商治。询其恶露虽无，而脘腹无患。乃用牡蛎、石英、龟板、鳖甲、琥珀、丹参、甘草、小麦、大枣为剂。复杯即减，数日霍然。此由血虚有素，既娩则营阴下夺，阳越不潜。设泥新产瘀冲之常例，而不细参脉证，则杀人之事矣。

第九节 发狂谵语

恶露不来者是血察瘀，宜无极丸；恶露仍通者是痰迷，宜六神汤：半夏曲一钱，橘红一钱，胆星一钱，石菖蒲一钱，茯神一钱，旋覆花一钱，水煎滤清服。

沈尧封曰：一成衣妇，产后半月余，发狂打骂不休，其夫锁之磨上。余付无极丸六钱，分两服，酒下。服毕即愈，越四五日复发，又与六服，后不复发。

尧封又曰：丁姓妇产后神昏，谵语如狂，恶露仍通，亦不过多。医者议攻议补不一。金尚陶前辈后至，诊毕曰：待我用一平淡方吃下去看。用杜橘红、石菖蒲等六味。一剂神气清，四剂霍然。此方想是屡验，故当此危证，绝不矜持。归语舍弟贵虞，答曰；此名六神汤。余未考其所自。

尧封又曰：甲戌孟春，钱香树先生如君，产后微热痞闷，时时谵语，恶露不断。余用理血药不应，改用六神汤四剂，病去如失。

第十节 不能语

武叔卿曰：热痰迷心使然。

胆星一钱　橘红一钱　半夏一钱五分　石菖蒲一钱　郁金一钱

水煎，入竹沥一调羹，生姜汁三小茶匙服。

沈尧封曰：神昏不语，有虚有实，当参旁证及脉。

第十一节　声哑

此属肾虚。补肾之中，宜兼温通。

元生地四钱　茯苓二钱　山药一钱五分，炒　归身二钱　肉桂五分　远志肉五分，炒

水煎服。

第十二节　呃逆

虚脱恶候，人参送黑锡丹，十全一二。

徐蔼辉曰：姜用川采萃一册，载黑铅乃水之精，入北方壬癸。凡遇阴火冲逆，真阳暴脱，气喘痰鸣之急证，同桂、附回阳等药用之，立见奇功。即经云重剂是也。

又曰：姜又载何惟丹先生呃逆治验方云，伤寒呃逆，声闻数家者，用刀豆子数粒，瓦上煅存性为末，白汤调下二钱，立止。又《本草纲目》云：病后呃逆，刀豆连壳烧服。姜云：此方宜入旋覆代赭石汤。

第十三节　喘

沈尧封曰，喘有闭、脱二证。下血过多者是脱证。喉中气促，命在须臾，方书虽有参苏饮一方，恐不及待。恶露不快者是闭证。投夺命丹可定。如不应，当作痰治。此皆急证。更有一种缓者，楼全善所云：产后喘者多死。有产二月，洗浴即气喘，坐不得卧者；

五月恶风，得暖稍缓。用丹皮、桃仁、桂枝、茯苓、干姜、枳实、厚朴、桑皮、紫苏、五味、栝蒌，煎服，即卧，其疾如失；作污血感寒治也。按此亦是痰证，所以能持久；痰滞阳经，所以恶寒。方中着力在瓜蒌、厚朴、枳实、桂枝、茯苓、干姜、五味数味，余皆多赘。

第十四节　发热

沈尧封曰：产后发热，所因不同，当与证参看。感冒者鼻塞，亦不可过汗，经有夺血无汗之禁，只宜芎归汤；停食者嗳腐饱闷，宜平剂消食；血虚发热，无别证者，脉大而芤，宜归、芪；阴虚者烦渴脉细，宜生地、阿胶；更有一种表热里寒，下利清谷，烦渴恶热，脉微细者，此少阴危证，宜四逆汤。

王孟英按：暴感发热，可以鼻塞验之。苟胎前伏邪，娩后陡发者，何尝有头疼、鼻塞之形证乎？虽脉亦有不即显露者，惟舌苔颇有可征：或厚白而腻，或黄腻黄燥，或有黑点，或微苔舌赤。或口苦，或口渴，或胸闷，或溲热。此皆温湿、暑热之邪内蕴，世人不察，再饮以糖酒生化汤之类，则轻者重而重者危。不遇明眼，人亦但知其产亡，而不知其死于何病，误于何药也。我见实多，每为太息。其后条之乍寒乍热，亦当如是谛察，庶免遗人夭殃也。

第十五节　乍寒乍热

仲景曰：病有洒淅恶寒而复发热者，阳脉不足，阴往乘之；阴脉不足，阳往乘之。

武叔卿曰：血闭于阳经，荣卫之行不通则寒；血闭于阴经，荣卫之行不通则热。必瘀通而后寒热自已。

沈尧封曰：后条是瘀血，前条是阴阳相乘，甚则俱有战栗者。治瘀血宜夺命丹调补阴阳，轻则归芪建中，重则桂附八味。

第十六节　头汗

王海藏云：头汗出至颈而还，额上偏多。盖额为六阳之会，由虚热熏蒸而出也。

沈尧封曰：汗出不止，属气血两虚。炒黄芪五钱，酒炒白芍三钱，归身二钱，炒枣仁二钱，炙甘草一钱，炒小麦三钱，南枣肉三钱，煎服，神效。与眩晕条吕姓妇一案参证。

第十七节　泄泻　滞下

沈尧封曰：乙亥初夏，傅木作妇，产时去血过多，随寒战汗出，便泻不止。余用大剂真武，干姜易生姜，两剂，战少定，而汗、泻如故。又服两日，寒战复作，余用补中汤去人参，加附子两剂。病者云：我肚里大热，口渴喜饮，然汗出下利，寒战仍不减。正凝神思虑间，其母曰：彼大孔如洞，不能收闭，谅无活理。余改用黄芪五钱炒，北五味四钱捣，白芍三钱炒，归身一钱五分炒，甘草一钱五分炒，茯苓二钱，大枣三个。一剂病减，四剂而愈。

王孟英曰：观此案则可见气虚不能收摄者，宜甘温以补之，酸涩以收之，不可用辛热走泄以助火而食气也。

尧封又曰：邹氏妇，产后便泄，余用参附温补药，未效。新城吴敬一诊云：虚寒而兼下陷，用补中益气加熟地、茯苓，桂、附，应手取效。以是知方论内言下虚不可升提，不尽然也。

尧封又曰：陆姓妇，产后三日发疹，细而成粒，不稀不密。用荆芥、蝉蜕、鼠粘子等药，一剂，头面俱透。越一日，渐有回意，忽大便溏泄数次，觉神气不宁。问其所苦？曰热，曰渴。语言皆如抖出，脉虚细数，有七至。我师金大文诊之曰：此阳脱证也，属少阴。用生附子三钱，水洗略浸，切片，煤如炒米色，炮姜八分，炒甘草一钱，炒白芍一钱五分，水煎，冲入童便一调羹，青鱼胆汁四小茶匙。（因夜中无猪胆，故以此代。羊胆亦可）服毕即睡，觉来热渴俱除。续用黄芪建中汤加丹参、苏木，二剂而安。

沈尧封曰：产妇恶露不行，余血渗入大肠，洞泄不禁，或下青黑物，的奇散极验。荆芥大者四五穗，于盏内燃火烧成灰，不得犯油火，入麝香少许，研匀，沸汤一两呷调下。此药虽微，能愈大病，慎弗忽视！

《千金》胶蜡汤：治产后利。黄蜡二募子大，阿胶二钱，当归二钱半，黄连三钱，黄柏一钱，陈米半升煎汤，煎药服。

第十八节　便秘

《金匮》云：亡津液，胃燥故也。

沈尧封曰：当用当归、肉苁蓉、生首乌、麻仁、杏仁。不应，用麻仁丸四五十丸。

第十九节　头痛

沈尧封曰：阴虚于下，则阳易上升，致头痛者，童便最妙。褚侍中云：童便降火甚速，降血甚神，故为疗厥逆头疼之圣药。若血虚受风，宜一奇散，即芎归汤也。

薛立斋案载：一产妇头痛，日用补中益气，已三年。稍劳则恶寒内热，拟作阳虚治，加附子一钱于前汤中，数剂不发。

第二十节　胃脘痛　腹痛　少腹痛

沈尧封曰：有血瘀、血虚、停食、感寒、肝气之异。手按痛减者血虚也。按之痛增者，非停食即瘀血。停食则右关脉独实，且有嗳饱气，瘀血则所下恶露必少。得热即减者，感寒也。至若厥阴肝脉，抵小腹，挟胃，又为藏血之脏，血去肝虚，其气易动，一关气恼，陡然脘腹大痛。治法：血虚宜归芪建中。消食惟查肉炭最妙，兼和血也。消瘀宜夺命散感寒者，轻则炮姜、艾叶，重则桂、附、茱萸。肝气作痛，养血药中加川楝、橘核苦以泄之，重则乌梅，辛散、酸收、苦泄并用。

徐蔼辉曰：一妇产后腹痛，令其夫以手按之，小腹痛尤甚，下恶露而痛仍不减，知其非瘀，乃燥屎也。予药一剂，大便润下而愈。姜用川治验：炮姜五分，丹皮二钱，归身三钱，川芎一钱五分，山楂二钱炒，枳壳一钱五分炒，麻仁二钱杵烂，桃仁泥二钱，生地二钱，炙甘草四分，加研烂松子仁五粒。

萧赓六曰：下血过多，肝经血少腹痛，其脉弦者，以熟地、萸肉为君，加白芍、木瓜、蒺藜，一剂可止。有难产久坐，风入胞门，致腹痛欲绝，其脉浮而弦，续断一两，防风五钱，服之立愈。

第二十一节　腹中虚痛胸项结核

薛立斋案载：一产妇腹中有物作痛，投破气行血药尤甚，肢节胸项各结小核，隐于肉里。此肝血虚也。盖肝为藏血之脏而主筋，血虚则筋急而挛。见于肢节胸项者，以诸筋皆属于节，而胸项又肝之部分也。用八珍、逍遥、归脾加减治验。

第二十二节　小腹痛瘀血成脓

薛立斋案载：一产妇小腹作痛，行气破血，不应。脉洪数，此瘀血成脓也。用瓜子仁汤，二剂痛止；更以太乙膏下脓而愈。产后多有此证，虽非痈，用之神效。脉洪数，已有脓；脉但数，微有脓；脉迟紧，但有瘀血，尚未成脓，下血即愈。若腹胀大，转侧作水声，或脓从脐出，或从大便出，宜用蜡矾丸、太乙膏及托里散。凡瘀血宜急治，缓则化为脓，难治。若流注关节，则患骨疽，失治多为坏证。

王孟英按：《古今医案按》载，一妇产后恼怒，左少腹结一块，每发时小腹胀痛，从下攻上，膈间、乳上皆痛，饮食入胃即吐，遍治不效。叶香岩用炒黑小茴一钱，桂酒炒当归二钱，自制鹿角霜、菟丝子各一钱五分，生楂肉三钱，川芎八分，水煎，送阿魏丸七分，八剂而愈。次用乌鸡煎丸，原方半料，永不复发。俞东扶云：消积之方，如桃仁煎，用大黄、蛀虫、芒硝；东垣五积丸，俱用川乌、巴霜;《局方》圣散子、三棱煎丸，俱用硇砂、干漆。此皆峻厉之剂，用而中病，固有神效;若妄试轻尝，鲜不败事。试阅叶案"积聚门"，并无古方狠药，如《千金》硝石丸，人参、硝、黄并用。丹溪犹以为猛剂，学者但将丹溪治积聚诸案细绎，自有悟处。而黑神丸，生、熟漆并用，尤勿轻试。每见服之误事。因思漆身为癞之言，则飞补之说，其可惑乎!

第二十三节　腰痛

《大全》云:产后恶露方行，忽然断绝，腰中重痛下注，两股痛如锥刺入骨。此由血滞经络，不即通之，必作痈疽。宜桃仁汤、五香连翘汤。

沈尧封曰:前方不稳，不若用桃仁、红花、地龙、肉桂、没药、当归为妥。

如神汤治瘀血腰痛。延胡、当归、肉桂等分，水煎服。

沈尧封曰:腰痛不见前证者，多属肝肾虚，宜当归、杜仲、补骨脂之类。

第二十四节　遍身疼痛

薛立斋云:以手按之痛甚者，血滞也;按之痛缓者，血虚也。

第二十五节　浮肿

沈尧封曰：产后浮肿，先要分水病、气病。水病皮薄色白而亮，如裹水之状；气病皮厚色不变。经云：肾者，胃之关也。关门不利，聚水生病。盖产后肾气必损，胃底阳微不能蒸布津液，通调水道，此聚衣之由也。宜肾气汤丸。是证皮薄色白可证。人身营卫之气，通则平，滞则胀。顽痰、瘀血，皆能阻滞气道作肿。是证皮厚色不变，以脉弦者为痰；脉结而芤者为血分证，分别论治用药。更有一种血虚而致气滞者，其肿不甚，色带淡黄，宜归身为君，佐以白术、陈皮、茯苓之类。

第二十六节　咳嗽

沈尧封曰：一妇妊七八个月，痰嗽不止，有时呕厚痰数碗。授二陈、旋覆不应，用清肺滋阴愈甚，遂不服药。弥月而产，痰嗽如故，日夜不寐。三朝后，二陈加胆星、竹沥，吐厚痰数碗，嗽仍不止。更用二陈加旋覆、当归，少减，稍可吃饭。因嗽不减，痰渐变薄，加入生地四钱，食顿减，嗽转甚，通身汗出，脉象微弦。用归身三钱，茯苓二钱，炒甘草一钱，紫石英三钱；因汗欲用黄芪，因嗽不止，推敲半响，仍用炒黄芪三钱。一服汗止，而嗽亦大减，十剂而安。

第二十七节　口眼㖞斜

丹溪云：必须大补气血，然后治痰。当从左右手脉分气血多少治之。切不可作中风治，用小续命汤治风之药。

第二十八节　腰背反张

薛立斋云：产后腰背反张，肢体抽搐，因亡血过多，筋无所养使然。大补气血，多保无虞；若发表祛风，百不全一。

武叔卿云：寒主收引。背项强直，寒在太阳经也。诸家皆主续命汤，此古法也。郭氏不问产后虚实、邪之有无，概用续命，似觉一偏。至薛氏专主亡血过多，非十全大补不可，是或一见。乃夷坚志谓以大豆紫汤、独活汤而愈，亦主于风矣。是续命固不为妄也，但本方有麻黄、附子，气血两虚人，不可轻用。而郭氏论，又嘱人速灌，取汗而解，偏不以麻黄为忌，何也？二说俱不可废，临诊时详之。

沈尧封曰：仲景论腰背反张为痉。无汗者为刚痉，主以葛根汤；有汗者名柔痉，主以桂枝加葛根汤。桂枝汤乃治中风主方，故有汗之痉属风；葛根汤中用麻黄，麻黄乃散寒主药，故无汗之痉属寒。仲景治少阴伤寒，未见吐衄之里证者，用麻黄附子细辛汤、麻黄附子甘草汤微发汗。盖寒邪乘少阴之虚而欲入，急以附子保坎中之阳，而以麻黄散外感之寒，真神方也。小续命汤虽非仲景之制，方中用此二味，正见攻守相须之妙。而叔卿反云：麻、附二味，气血两虚者，不可轻用。假使除却麻黄，何以散客寒？除却附子，何以保真阳？特不可用于有汗之柔痉耳！有汗柔痉更有两种：一则因虚而受外来之风；一则血虚则筋急，并无外感之风。有风者，虽汗出，必然恶风，主以华元化愈风散；只血虚而无风者，必不恶风，纯宜补血。

尧封又曰：人身气血之外，更有真阳真阴，藏在坎中，亦立命之根基。胎系于肾，肾司二阴。产育之时，下焦洞辟，坎中阴阳有不大损者乎？况背后夹脊四行，俱太阳经脉；太阳之里，即是少阴；脊里一条是督脉，亦隶少阴，此脉急缩，与少阴大有关会。此用麻兼用附之深意也。使置此不讲，徒执气虚、血虚以治产后百病，业医亦觉太易矣！

小续命汤　治产后中风，身体缓急，或顽痹不仁，或口眼㖞斜，牙关紧急，角弓反张。

防风一钱　麻黄去节　黄芩　白芍　人参　川芎　防己　肉桂各七分　附子炮　杏仁各五分　甘草四分，炙

加生姜，水煎服。

华佗愈风散　治产后中风，口噤，牙关紧闭，手足瘛疭，如角弓状。亦治产后血晕，不省人事，四肢强直；或心眼倒筑，吐泻欲死。此药清神气血脉，其效如神。

荆芥略炒为末，每服三钱，黑豆淬酒调服，童便亦可。口噤撬开灌之，或吹鼻中。

李濒湖曰：此方诸书盛称其妙。姚僧垣《集验方》以酒服，名如圣散，药下可立效。陈氏方名举卿古拜散。萧存敬方用古老钱煎汤服，名一捻金。许叔微《本事方》云：此药委有奇效。一产妇睡久，及醒则昏昏如醉，不省人事，医用此药及交加散。云服后当睡，必以左手搔头。用之果然。昝殷《产宝方》云：此病多因怒气伤肝，或忧气内郁，或坐草受风而成，宜服此药。戴氏《证治要诀》名独行散。贾似道《悦生堂随抄》呼为再生丹。《指迷方》加当归等分。

　　沈尧封曰：丁丑三月，练塘金虞旬第四媳，产后变证，伊郎来请。先述病状云：上年十月，生产甚健，至十二月初旬，面上浮肿。驱风不应，加麻黄三帖，通身胀肿，小便不利；更用五皮杂治，反加脐凸；更用肉桂五苓，小便略通，胀亦稍减；续用桂附八味，其肿渐消，惟右手足不减。忽一日口眼歪斜，右手足不举，舌不能言，因作血虚治，变为俯不得仰。数日后吐黑血盈盂，吐后俯仰自如。旬余复不能仰，又吐黑血而定，投以消瘀，忽然口闭自开如脱状。伊母一夜煎人参三钱，灌之得醒，醒来索饭吃一小杯。近日又厥，灌人参不醒，已三昼夜矣。余遂往诊，右手无脉，因肿极，不以为怪；左脉浮取亦无，重按则如循刀刃。余曰：此是实证，停参可医。遂用胆星、半夏、石葛菖蒲、橘皮、天虫、地龙、紫草，水煎，入竹沥、姜汁。一剂知，四剂手足能举。不换方，十二剂能出外房诊脉，诸病悉退，惟舌音未清，仍用前方而愈。金问奇病之源，余曰：人身脏腑接壤，受胎后腹中遂增一物，脏腑之机栝为之不灵，五液聚为痰饮，故胎前病痰滞居半，《千金》半夏茯苓汤，所以神也。至临产时，痰涎与恶血齐出，方得无病；若止血而痰饮不下，诸病丛生。故产后理血不应，六神汤为要药。此证初起，不过痰饮阻滞气道作肿，血本无病，用五苓、肾气肿减者，痰滞气道，得热暂开故也。久投不已，血分过热，致吐血两次。至若半身不遂，口眼歪斜，舌络不灵，俱是痰滞经络见证，即厥亦是痰迷所致，并非虚脱。故消痰通络，病自渐愈，何奇之有？

　　王孟英按：此等卓识，皆从阅历而来。朱生甫令郎仲和之室，娩后患此，医治不能除根。再产亦然，延已数年。继复怀妊，病发益频。余用大剂涤痰药，服月余，产后安然，病根竟刈。

　　沈尧封曰：震泽一妇，产后十余日，延我师金大文诊视，余从。据述新产时，证似虚脱，服温补药数剂，近日变一怪证：左边冷，右边热，一身四肢尽然，前后中分，冷则如冰，热则如炭，鼻亦如之，舌色左白，右黑。师问曰：此是何病？用何方治？余曰：书未曾载，目未曾睹，不知应用何方。师曰：奇证当于无方之书求之。经不云乎？左右者，阴阳之道路也。阴阳者，水火之征兆也。败血阻住阴阳升降道路，不能旋转，阳盛处自热，阴盛处自寒，所以偏热偏寒。用泽兰、查肉、刘寄奴、苏木、桃仁、琥珀等药两剂，病热减半，继服不应。遂更医杂治，以致不起。由今思之，此证不但血阻，必兼痰滞。我师见及阻住阴阳升降道路，病源已经识出，特跳不出产后消瘀圈子耳！倘通瘀不应，即兼化痰，或者如前案金妇得起，未可知也。此时彭尚初学，我师见识过人，特未悟彻血滞一证，惜哉！

薛立斋案：郭茂恂嫂金华君，产七日不食，始言头痛，头痛已又心痛作，既而目睛痛如割刺，更作更止，相去无瞬息间。每头痛，欲取大石压，良久渐定。心痛作，则以十指抓胸，血流满掌。痛定目复痛，复以两手自剜目。如是十日不已，众医无计。进黑龙丹半粒，疾少间。中夜再服，乃瞑目寝如平时。至清晨下一行，约三升许，如蝗虫子，病减半。巳刻又行如前，痛尽除。

黑龙丹　治产难及胞衣不下，血迷血晕，不省人事，一切危急恶候垂死者，但灌药得下，无不全活。

当归　五灵脂　川芎　良姜　熟地各二两，锉碎，入炒锅内，纸筋盐泥固，济火煅过　百草霜一两　硫黄　乳香各二钱　琥珀　花蕊石各一钱

为细末，醋糊丸，如弹子大。每用一二丸，炭火煅红，投入生姜自然汁中，浸碎，以童便合酒调灌下。

第二十九节　小便不通

《产乳集》：用盐填脐中令平，葱白捣，铺一指厚，安盐上，以艾炷饼上灸之。觉热气入腹内，即通，最灵。

沈尧封曰：此法不效，必是气虚不能升举。黄芪补气之中，已寓上升之性，用以为君五钱；麦门冬能清上源，用以为臣一钱五分；白通草达下，用以为佐八分。水煎服一剂，可效。

第三十节　尿血

《大全》曰：产妇尿血，面黄，胁胀少食，此肝木乘脾土也。用加味逍遥散、补中汤，煎服，可愈。

第三十一节　尿胞被伤小便淋沥

丹溪曰：尝见收生者不谨，损破产妇尿脬，致病淋漓，遂成废疾。有一妇，年壮难产得此。因思肌肉破伤在外者，皆可补完；脬虽在里，谅亦可治。遂诊其脉，虚甚。予曰：难产之由，多是气虚，产后血气尤虚，试与峻补。因以参、耆为君；芎、归为臣；桃仁、陈皮、茯苓为佐；以猪羊脬煎汤，极饥时饮之。但剂小，率用一两，至一月而安。盖令气血骤长，其脬自完，恐少缓亦难成功矣。

又产时尿胞被伤，小便淋沥，用二蚕茧，烧存性为末，服一月可愈。此缪德仁治验

第三十二节　产后玉门不闭

薛立斋云：气血虚弱，十全大补汤主之。

第三十三节　玉门肿胀㷀痛

薛立斋云：是肝经虚热，加味逍遥散主之。坐草过早，产户伤坏，红肿溃烂，痛不可忍。用蒸包子笼内荷叶，煎汤洗，日三次，两日可愈。此缪德仁治验

第三十四节　阴脱　子宫下坠

陈无择云：产后阴脱，如脱肛状，及阴下挺出，逼迫肿痛，举动、房劳即发，清水续续，小便淋沥。硫黄、乌贼骨各二两，五味子二钱半，为末掺之，日三次。

丹溪云：一妇产子后，阴户下一物，如合钵状，有二歧。其夫来求治。予思之：此子宫也，必气血弱而下坠。遂用升麻、当归、黄耆几帖与之。半日后，其夫复来云：服二次后，觉响一声，视之已收入阴户。但因经宿，干着席上，破一片如掌心大者在席。某妻在家哭泣，恐伤破不复能生。予思此非肠胃，乃脂膜也。肌肉破尚可复完，若气血充盛，必可生满。遂用四物汤加人参，与百帖。三年后，复有子。

黄芪一钱半，人参一钱，当归七分，升麻三分，甘草二分，作一帖，水煎食前服。治子宫下坠。外用五倍子末泡汤洗，又用末傅

之，如此数次。宜多服药，永不下。

第三十五节　产户下物

丹溪云：一妇三十余岁，生女二日后，产户下一物如手帕，下有帕尖，约重一斤。予思之：此因胎前劳乏伤气，或肝痿所致。却喜血不甚虚耳！其时岁暮天寒，恐冷干坏了，急与炙黄耆二钱，人参一钱，白术五分，当归一钱半，升麻五分，三帖连服之，即收上，得汗通身方安。但下罨沾席处，干者落一片，约五六两重，盖脂膜也。食进得眠，诊其脉皆涩，左略弦，视其形却实。与白术、白芍各半钱，陈皮一钱，生姜一片，煎二三帖以养之。

第三十六节　水道下肉线

一产后水道中，下肉线一条，长三四尺，动之则痛欲绝。先服失笑散数帖，次以带皮姜三斤研烂，入清油二斤，煎油干为度，用绢兜起肉线，屈曲于水道边，以前姜薰之。冷则熨之。六日夜缩其大半，二六日即尽入。再服失笑散、芎归汤调理之。如肉线断，则不可治矣。

第三十七节　乳汁不通

涌泉散：山甲炮研末，酒服方寸匕，日二服；外以油梳梳乳即

通。见《经疏》

陈自明《妇人良方》曰：予妇食素，产后七日，乳汁不行。赤小豆一升，煮粥食之，当夜即行。一妇乳汁不行，煎当归八钱服，即通。王不留行、白通草，穿山甲是要药。

第三十八节　回乳

无子吃乳，乳不消，令人发热恶寒。用大麦芽二两，炒为末，每服五钱，白汤下。丹溪

第三十九节　乳头碎裂

丹溪云：老黄茄子，烧灰傅之。《纲目》云：丁香末傅之。

第四十节　吹乳

缪仲淳云：妒乳、内外吹乳、乳岩、乳痈，不外阳明、厥阴两经之病，橘叶最妙。又用生半夏一个，研末，生葱头一段，研裹，左右互塞鼻，神验。又于山中掘野芥菜（去叶用）根，洗净捣烂，无灰酒煎数滚，饮一二次，即以渣罨患处。凡乳痈未成，或肿或硬、或胀痛者，无不立消，屡次经验。野芥菜一名天芥菜，又名鹦哥草，似芥菜而略矮小，其根数出如兰根，用以治乳，想其形似乳囊也，故用有验。（春甫附载）

第四十一节　乳痈红肿方发

活小鲫鱼一尾，剖去肠，同生山药寸许，捣烂涂之，少顷发痒即愈。屡验。无山药，即芋艿亦可。

第四十二节　乳痈已成

胡桃膈瓦上焙燥研末，每服三钱，红糖调匀，温酒送下，三服，无不全愈。又方：用玫瑰花五七朵，干者亦可，醇酒煎服；烫酒极热，冲服亦可；并以花瓣摘散，铺贴患处，三两次可愈，即已成块硬者，亦可消散。曾经活验数人，陈载安附识。

第四十三节　乳岩

坎气，洗净切薄，焙燥研末，日吃一条，酒下。约二十条效。此缪德仁治验，半年以内者效。

又狗粪、东丹、独囊蒜，三味捣匀，摊布上，勿用膏药令粘。贴上微痛，数日可愈。

沈尧封曰：乳岩初起，坚硬不作脓；其成也，肌肉叠起，形似山岩。病起抑郁，不治之证。方书云：桃花开时死，出鲜血者死。余见一妇患此已四年，诊时出鲜血盈盂，以为必死。日服人参钱许，竟不死。明年春桃花大放，仍无恙，直至秋分节候方毙。此妇抑郁不得志，诚是肝病。然不死于春而死于秋，何哉？岂肝病有二：其太过者死于旺时；其不及者，死于衰时耶！此证本属肝病，缪以坎气补肾而愈，亦理之不可解者。

王孟英按：吴鞠通云，当归、芎䓖，为产后要药，然惟血寒而滞者为宜，若血虚而热者，断不可用。盖当归香窜异常，甚于麻、辛，急走善行，不能静守，止能运血，衰多益寡。如亡血液亏，孤阳上冒等证，而欲望其补血，不亦愚哉！芎䓖有车轮纹，其性更急于当归。盖特性之偏，长于通者，必不长于守也。世人不敢用芍药而恣用归、芎，何其颠倒哉？余谓今人血虚而热者为多，产后血液大耗，孤阳易浮。吴氏此言，深中时弊。又论《达生编》所用方药，未可尽信。先得我心之同然者。详见《解产难》，医者宜究心焉！

第四十四节　热入血室

仲景《伤寒论》云：妇人伤寒发热，经水适来，昼日明了，暮则谵语，如见鬼状者，此为热入血室，无犯胃气及上二焦，必自愈。

又云：妇人中风，发热恶寒，经水适来，得之七八日，热除而脉迟身凉，胸胁下满，如结胸状，谵语者，此为热入血室也。当刺期门，随其实泻之。

又云：妇人中风，七八日，续得寒热，发作有时，经水适断者，此为热入血室，其血必结，故使如疟状，发作有时，小柴胡汤主之。

沈尧封曰：论言勿犯胃气及上二焦者，谓不可攻下，并不可吐汗也。然有似是实非之证，不可不辨。

陈良甫曰：脉迟身凉而胸胁下满，如结胸状，谵语者，当刺期门穴。下针病人五吸，停针良久，徐徐出针。凡针期门穴，必泻勿补。肥人二寸，瘦人寸半。

　　许学士治一妇，病伤寒，发寒热，遇夜则如见鬼状，经六七日，忽然昏塞，涎响如引锯，牙关紧急，瞑目不知人，病势危困。许视之曰：得病之初，曾值月经来否？其家云：经水方来，病作而经遂止，后一二日发寒热，昼虽静，夜则见鬼，昨日不省人事。许曰：此是热入血室证，医者不晓，以刚剂与之，故致此。当先化痰，后治其热。乃急以一呷散投之，两时许，涎下得睡，即省人事；次投以小柴胡汤加生地，二服而热遂除，不汗而自解。

　　又一热入血室证，医用补血调气药，治之数日，遂成血结胸，或劝用前药。许曰：小柴胡已迟不可行矣，刺期门则可。请善针者治之，如言而愈。或问何为而成血结胸？许曰：邪气乘虚入于血室，血为邪所迫，上入肝经，则谵语见鬼；复入膻中，则血结于胸中矣。故触之则痛，非药可及，当用刺法。

　　沈尧封曰：一妇热多寒少，谵语夜甚，经水来三日，病发而止。本家亦知热入血室，医用小柴胡数帖，病增：舌色黄燥，上下齿俱是干血。余用生地、丹皮、麦门冬等药，不应。药入则干呕，脉象弱而不大。因思弱脉多火，胃液干燥，所以作呕，遂用白虎汤加生地、麦门冬，二剂热退神清。唯二十余日不大便为苦，与麻仁丸三服，得便而安。

　　一室女，发热经来，医用表散药增剧，谵语夜甚。投小柴胡汤，不应，夜起如狂；或疑蓄血，投凉血消瘀药，亦不应。左关脉弦硬搏指，询知病从怒起。因用胆草、黄芩、山栀、丹皮、羚羊角、芦荟、甘草、归身等药煎服，一剂知，四剂愈。

　　尧封又曰：张仪表令爱，发热经来，昏夜谵语，如见鬼状，投小柴胡增剧。询其病情，云醒时下体恶寒即惯时亦常牵被敛衣。因悟此证平素必患带下，且完姻未久，隐曲之事，未免过当；复值经来过多，精血两亏，阴阳并竭。其恶寒发热，由阴阳相乘所致，非外感热邪深入也。误投发散清热，证同亡阳。《伤寒论》云：亡阳则谵语。《内经》云：脱阳者，见鬼是也。因用肾气丸，早晚各二钱，神气即清。随以苁蓉易附、桂，数剂全愈。沈氏自注：此即前所云似是实非之证，不可不辨。

第四十五节　咽哽

《金匮》云：妇人咽中如有炙脔，半夏厚朴汤主之。《千金》所云：咽中帖帖如有炙肉，吐之不出，吞之不下是也。

半夏一升　厚朴三两　茯苓四两　生姜五两　苏叶二两

水煎分四服，日三夜一。

第四十六节　脏躁

《金匮》云：妇人脏躁，悲伤欲哭，象如神灵所作，数欠伸，甘麦大枣汤主之。

甘草三两　小麦一斤　大枣十枚

水煎分三服

尤在泾曰：此证沈氏所谓子宫血虚，受风化热者是也。血虚脏躁，则内火扰而神不宁，悲伤欲哭，有如神灵，而实为虚病。前《五脏风寒积聚篇》所谓邪哭使魂魄不安者，血气少而属于心也。数欠伸者，经云肾为欠为嚏。又肾病者，善数欠，颜黑。盖五志生火，动必关心脏；阴既伤，穷必及肾也。小麦为肝之谷，而善养心气；甘草、大枣甘润生阴，所以滋脏气而止其躁也。

第四十七节　阴寒

《金匮》云：妇人阴寒，温阴中，坐药蛇床子散主之。

蛇床子末，以白粉少许，和合相得如枣大，绵裹纳之，自温。

第四十八节　阴吹

《金匮》云：胃气下泄，阴吹而正喧，此谷气之实也。猪膏发煎主之。

猪膏半斤，乱发如鸡子大三枚，和膏中煎之，发消药成，分再服。

王孟英按：阴吹亦妇人恒有之事，别无所苦者，亦不为病。况属隐微之候，故医亦不知耳。俗传产后未弥月而啖葱者，必患此。惟吹之太喧，而大便艰燥，乃称为病。然仲圣但润其阳明之燥，则腑气自通，仍不必治其吹也。

第四十九节　阴痒（附阴挺）

善邑西门外三里，有妇阴中极痒难忍。因寡居，无人转述，医者莫知病情，治皆不效。至苏就叶天士诊，微露其意。叶用蛇床子煎汤洗，内服龟鹿二仙胶，四日而愈。阴蚀有用猪肝煮熟，削如梃，钻孔数十，纳阴中，良久取出，必有虫在肝孔内；另易一如梃纳之，虫尽自愈。亦良法也。

王孟英按：尚有阴挺一证，用飞矾六两（即煅枯明矾），桃仁一两，五味子、雄黄各五钱，铜绿四钱，共末之，炼蜜丸，每重四钱，即以方内雄黄为衣，坐入玉门。重者二次必愈。

第五十节　女科书大略

王宇泰《女科证治准绳》序云：妇人有专治方，旧矣。史称扁鹊过邯郸，闻贵妇人，即为带下医，语兼长也。然带下，直妇人一病耳！调经杂证，怀子免身，患苦百出，疗治万方，一带宁遽尽之乎？世所传张长沙《杂病方论》三卷，妇人居一焉。其方用之奇验，奈弗广何？孙真人著《千金方》，特以妇人为首。盖易基乾坤，《诗》始关雎之义。其说曰：特须教子女学习此三卷妇人方，令其精晓，即于仓卒之秋，何忧畏也。而精于医者，未之深许也。唐大中初，白敏中守成都，其家有因免乳死者，访问名医，得咎殷备集验方三百七十八首以献，是为《产宝》。宋时濮阳李师圣得产论二十一篇，有说无方；医学教授郭稽中以方附焉；而陈无择于《三因方》评其得失详矣；婆医杜蒇又附益之，是为《产育宝庆集》。临川陈自明良甫，以为诸书纲领散漫而无统，节目简略而未备，医者局于简易，不能深求遍览。有才进一方不效，辄束手者；有无方可据，揣摩臆度者。乃采摭诸家之善，附以家传验方，编茸成篇。凡八门，门数十余体，总三百六十余论，论后列方。纲领节目，灿然可观，是为《大全良方》。《良方》出而闺阁之调治，将大备矣。然其论多采巢氏《病源》，什九归诸风冷，药偏犷热，未有条分缕析其宜否者。近代薛已新甫，始取良方增注，其论酌寒热之中，大抵依于养脾胃补气血，不以去病为事，可谓救时之良医也已。第陈氏所茸，多上古专科禁方，具有源流本末，不可没也！而薛氏一切以己意芟除变乱，使古方自此湮没，余重惜之。故于是编附存陈氏之旧，而删其偏驳者，然亦存十之六七而已。至薛氏之说则尽收之，取其以养正为主，且简而易守，虽女子学习无难也。若易水灏水师弟，则后长沙而精于医者，一方一论，具掇是中，乃他书所无，有挟是而过邯郸，庶无道少之患哉！其积德求子，与夫安产、藏衣、吉凶、方位，皆非医家事，故削不载云。

王孟英按：带下，妇人一病耳，未必人人病此。何以扁鹊闻贵妇人，即为带下医？缘带下本女子生而即有之事，原非病也。后人以带脉不主约束一言，遂以女人之遗浊，称为带下之证。然则扁鹊之为带下医，犹今之幼科自称痘医也。痘虽幼科之一证，而亦人人多有之事，且世俗无不贵小儿者，所以人多乐为痘医耳！

沈氏医案

目 录

一、风

（案1）嵇。阳虚风痹，周身游走而痛，用小续命汤。

防风　荆芥　人参　防己　白芍　川芎　麻黄　熟附　杏仁　黄芩

（案2）徐，二十。脉右大，脘中爽，口渴，肠风。

知母　竹叶心　银花　花粉　生地　绿豆皮

（案3）凌，五五。木火形体，善动少静，操持拂郁频多，阳虚失卫。怕风畏寒，气塞不行，脉络痹痛。议补益阳气，疏通经络，勿令其痹。

当归　桂枝　枸杞　菊花　疾藜　蔓荆子

（案4）周，廿二。夫风上蒙清空，劳倦伤阳，郁在上焦阳分。与辛凉解郁方。

连翘　山栀　郁金　黄芩　赤芍　生甘草　菊花　花粉

（案5）王。据说鼻塞若用力屏气，速耳窍失聪。左胁骨高突。气辛开泄，暂用不得除根，验脉是经络气分之阻，当以轻清为治。

枇杷叶　薄荷　杏仁　栝蒌　苏子　橘红　桔梗　降香　生姜

卧时服茶调散。

（案6）华。体虚复受风温，热胜精伤，阳直降为遗泄，胃未和，脘犹痹，暂用甘凉和胃生津。

大麦仁　麦门冬　蔗浆　竹叶心　扁豆

俞东扶先生医案原本嘉乐手抄印曰嘉乐之印庚戌六月十三徐君锡文得此，携来怡云于蚊市中录。

二、时症门

（案1）王润堂太太。今夏暑湿热甚而久，暑属无形，吸受其气，必入卫营，壅塞不行，则为痈疡，肢臂不举，经脉痹阻，热毒无由开泄，理必燎灼络中，络脉丽乎脏腑，烦躁腹胀，不食不便，热邪充斥三焦，彰明较著，夫蟾酥梅花点舌丹大辛大热，加以诸香，以之攻阴寒沉痼，方为对症，以之治暑热致痈，反为邪树帜矣。即参芪归芍只可调气血于邪尽之后，不能解热毒于方盛之时。病机十九条之诸疮痛痒皆属心火，诸痉鼓栗，诸胀腹大皆属於热。然久热必从燥化，形质暴大盛为消也。苦寒化燥，未可轻投，宗景岳玉女煎法。倘大便久闭，《局方》凉膈可暂用一服。

（案2）夏，三四。温邪作痛，上焦气分内应于肺，初起尽月洒淅微寒，邪非重着，仍能安谷，久则温蒸伤津，令人消烁肌肉。仿仲景饮食消息之法。

早服淡豆腐花一杯，暇服甘蔗浆，葱白丸每服钱半，红枣汤服二两。

（案3）黄，十五。少阴阴亏，复吸冬温之气，外感而兼内伤，忌辛温发散，勿令根本再伤，此甘寒平剂为稳。

花粉　杏仁　生甘草　沙参　桑叶

三、热病

（案1）汪，五八。气热上炽，秋令失降，体本下虚，近因燥气主令，暂清其上，酒客病，苦辛为宜。

黑栀　象贝　杏仁　米仁　桑叶　大沙参

（案2）张，廿一。毒郁气血之中，营卫二气遇邪痹热，考广毒门忌用血药滋腻，分消渗利为治。

萆薢　土茯苓　银花　通草　地丁　地肤

（案3）黄，廿二。热伤元气，务在调中，天令清肃，健旺非难。

焦术　荷叶边　丹皮　茯苓　新会皮　冬桑皮

（案4）华，三十。气热甚则化燥，用喻嘉言气燥治肺之法，得上和再议下病。

杏仁　葳蕤花粉　川贝　沙参

（案5）黄，四三。暑邪从上窍而入，上焦气分膹郁，耳目胸次痹塞，不饥不纳不便。热病须分三焦，《经》言从上病者，当治其上。

杏仁　石膏　连翘　川贝　白豆蔻　大竹叶

复诊：热久气阻，辛凉治上颇效，阳明络行身之前，宜清膈主治。

连翘　石膏　生甘草　川贝　杏仁　竹叶

复诊：玉女煎加花粉。

复诊：凉膈散去硝。

复诊：伏暑未尽，晡热，口渴，泻后腹中微痛。竹叶白虎汤加麦门冬。

（案6）顾，二十。舌起黄胎，烦热口渴，伏暑未清，蔬食旬日，不致变症。

竹叶石膏汤

（案7）计，廿七。体质阴虚，当夏秋暑热内侵，客于膜原，致寒热不欲纳谷，诊得阳明脉大，用养阴清暑方。

玉女煎加竹叶

（案8）王，五七。丰腴体质，适值过劳，阳气受伤，呕吐食物，身热而无头痛，已非外感风寒，间日烦躁渴饮，唇焦舌黑，是内伏热气，由膜原以流布三焦，亦如疟邪分争营卫者然。然积劳既久，伏邪客病，脉来小缓，按之不数，可为征验，且二便颇通，略能纳谷，焉有停聚滞积？仲景于瘅热无寒之条不出方药，但曰以饮食消息。后贤参入圣旨，以甘寒滋养胃阴，其热自解，要知表散之辛与苦温苦寒，沉降消滞，俱犯圣戒矣。

竹叶心　麦门冬　生地　蔗浆　杏仁　花粉　连翘

四、疟

（案1）间日疟原非重病，但疟发之前口渴，疟发之后渴退，是邪伏于内，以渐外达，其势不能遽止。恶寒汗冷，脉沉弦数。宜和营卫以达邪。

桂枝　白芍　柴胡　淡芩　花粉　炙草　猪苓　漂滑石　大枣
老姜皮

（案2）疟以禁止，邪从内传，遂发不退，面目黄色，饮食不进，脉象虚数。此温热为风阳煽动，法宜清理伏邪。

前胡　秦艽　大杏仁　茵陈　菱皮　木通　黑栀　淡豆豉　甘草　姜皮

（案3）疟来间日发不移时，邪留募原，不能与卫气偕出也。脉象弦迟，寒多热少，宜桂苓甘术汤加清散药。

桂苓甘术汤加木通　青蒿　丹皮　大枣　姜皮

（案4）疟频发，谓之痎疟，邪留血分也。左脉弦大，右脉细软，和血以托邪则愈。

逍遥散加丹皮、杜仲，诸药皆半生半炒，以天泉、井水各半，煎。

宜补养兼之。素有梦泄，下焦亏损，虽补不能速效。

四君加芪、黄、归、味、枣

以下沈案

（案1）扬州黄府癸丑五月初七日诊。太翁向来阳虚体质，今癸丑岁湿土司天，寒水在泉，交芒种三之气，脾胃主候，遂发疟，初起寒胜，继而热胜，夫脾应乎营，胃应乎卫，二气遍造，邪正相乘，遂为寒热。诊脉右大少神，食纳不甚舒畅，略有嗳噫，如呃之象，汗出肢冷，溺频便溏，全是阳微少振。拟温理脾胃之阳为主，不必多歧缕治。

人参　生於术　熟淡附子　公丁香　皮柴　厚朴　草蔻仁

初八日，询初有寒热在晡时，今渐渐早发在辰卯，兼神识欲迷，口渴欲饮，寒轻热重，热时衣被皆去。昨方因平素阳虚，故用温补之剂扶正托邪，兼用辛温理脾以宣畅营卫二气，使其气机流行，庶外邪可却。服后更加热渴，小便微黄，想寒热留恋旬日，津液被劫，况初病心悸，虚症早已彰著。用仲景炙甘草汤，为邪少虚多治法。

人参　麦门冬　炙草　生地　桂枝　生姜　阿胶　大枣　去麻仁

初九日，凡疟邪由四末以扰中，胃最受戕，而胃为阳土，其用乃阴，疟热乘中，胃津被耗，理必烦渴，嗳噫，气逆上冲，皆劫津所致。脉数、舌赤，已见一斑。高年温补阳气，固本何疑。今以客邪未除，气从热化，只因体质阳微，不敢沉降清邪，姑与生津养胃，仿古酸甘化阴一法。

照前方去姜桂加乌梅肉

初十日，寒热减半，舌心微黄，渴饮嗳气。诊两手脉来虚数，是胃中不和，津被热燥。议用《金匮》麦门冬方，养胃汁以供肺，兼治痰气蒙神。

人参　半夏　麦门冬　甘草　去米枣加以下恐有缺文

十一日，寒热未来，诊脉濡缓带涩，与昨诊数虚互异，此寒热稍退之象，第夜来寐不安逸，脘中痞闷，谷食无味，便泻两次，滑不自主，凡五窍不和，都属胃病，寒热从四末以交会中宫，胃当其冲，受困可知，夏至大节，脉症渐平，未必非调理中窍所致。今日议进温胆法，以胃属府喜通故耳。

陈皮　茯苓　竹茹　半夏　枳实　去甘草，加人参　金石斛　谷芽

十二日，前晚寐寤不安，胸脘痞闷暖噫，因思寒热邪乘，脾胃阳气健运失司，议用温胆汤理痰气以和中，服后胀减寐和，诊时正寒热初来，脉形小弱，是阳为邪郁，寒退自当复耳。再思中下皆虚，虚则邪陷难解，议以分治之法，午余服延年茯苓饮，理痰运阳，培扶脾胃。天明进露姜饮，壮气攻邪，三服可以止疟。至于小便不爽，高年虚人常有之证，勿用渗利再伐下焦。昨云九窍不和，是都属胃病也。

茯苓饮人参去白术　枳实　生姜　茯苓　陈皮，加泽泻　姜露饮姜四两，连皮捣汁露一宿空心服。

十三日，两日议进通补，一理脾胃，一益气攻邪，已有小效，诊脉右虚软，左微弦而涩，歇亦少减，仍以茯苓饮方。

照前方去泽泻

十四日，连日进通补却邪方法，诊脉验症颇安，但病伤可复，而平素操持萦思，积劳致损，必须潜静旷达，方得生阳充沛。谚云：心病还须心药医也。若仍烦劳不节，斯心气愈伤，脾营更耗，必至病端蜂起。至若调摄药饵，全以后天脾胃为主，勿费多歧纷缕可也。

《外台》茯苓饮加南枣、煨姜

十五日，夜寐颇安，惟脘中不舒，按之不痛，此属虚痞，数为寒热侮中，清阳少于旋转，用治中法以运阳最稳。

人参　生益智　陈皮　炒半夏　茯苓　炒菟丝饼　炒远志

十六日，服十五日方，加神曲、生谷芽，去菟丝、远志

十七日，昨方减辛通，佐和中意，服后脘闷痞胀可见，阳微浊凝，必用通剂，阳通斯浊不上潜。今议进枳实附子理中汤通阳泄浊，仍有补中之功能。

人参　熟附子　枳实　陈皮　生姜汁　茯苓　厚朴

十八日，谷芽、神曲和缓，服之脘胀，易以枳实辛泄，姜附温通而效，今以理胃阳为主。东垣为胃降乃顺，脾升则健，不可不分晰也。照前方去枳实。

十九日，茯苓饮加干荷叶。

二十日，茯苓饮加熟附子。

（案2）李，四二。□□日久阳气不主伸越，致邪气留□□升举清阳亦可内托，从汗而解，服之已经□□东垣云：夏疟痢都因脾弱，腥浊闭气易阻，□□当禁忌过月，不使复病。

归身　广皮　制首乌　杜仲　白术　枸杞　炙甘草

（案3）□□□□面黄，苔白，脘中格拒，汤水都呕，三日疟一至，据色脉症，乃足太阳阴微饮结，当以温药和之。

丁香柄　草豆蔻　厚朴　制半夏　荜拨　姜汁

（案4）某，三三。疟止劳复，且发热胜，心烦口渴，汗多不饥，邪在阳经。

知母　草果　黄芩　乌梅　生姜

（案5）陈。初因寒湿，久变为热，格拒于中为痞，疟固在阴，当与邪陷痞气同法，用泻心汤。

黄芩　川连　半夏　厚朴　干姜　草豆蔻　枳实　姜汁

（案6）李。疟邪能食不运，足太阴阳气受伤，汤药不效，乃肠中之气呆滞，汤则流散气轻，小温中由中走下，兼可解郁除湿，气得行运，胀满自减，以胀乃腑病故也。

（案7）蒋，十。此饮食失和，脾胃内伤，更加暑湿客邪伤气，幼稚纯阳，瘅热无寒之疟，面痿黄，唇舌白，腹胀便溏。见症仍在足太阴脾，延持太久，有瘕聚疳疾之累。

人参　草果　泽泻　厚朴　广皮　获苓　茯苓　生姜

（案8）顾，二十二。疟热伤阴，五液少聚，气泄则阳化内风震动，四肢麻痹，巅眩心悸，欲厥之象都属厥阴。食减不甘，从胃和补。

制首乌　天门冬　沙参　茯神　知母　麻仁

（案9）顾，四二。夏秋暑湿成热，误伤寒发散，胃汁被劫，腹不知饥，肌腠皆干燥甲错，甘寒生津为稳。

麦门冬　生地　知母　生甘草　竹叶蔗汁

（案10）钱，五十。少阴疟两月，胃关衰不纳谷，神消形瘦，攻补不应，宜举八脉之阳，阳壮邪可托出。

鹿茸　当归　枸杞　肉苁蓉　大茴香　茯苓

（案11）某。从前食物失调，脾胃受亏，即与幼稚之疳症病同。物滞久延必伤正气，东垣所称物滞既伤气，理必消补兼进。

人参　厚朴　陈神曲　桔梗　麻仁　广皮　调磨积丹五分

（案12）钱。三疟日久，奇经损极，邪乘攻络，血从便出，病为伏邪，而参苓乃理胃之品非锢邪之品。救逆汤，仲景治火劫惊狂阳亡外越之症，其意重镇之中引以飞走，由表由经脉以固束。余曾用之以治阴疟。至柴葛泄阳，尤非八脉方也。

人参　当归　枸杞　鹿角胶　茯苓　柏子仁　鹿角霜　桂酒拌白芍

（案13）朱，四三。阳微外寒，阴弱内热，是为劳疟，宗东垣内伤议治。

姜枣补中益气汤

（案14）周，廿三。寒热疟邪都从四末扰中，胃阳受侮，食下胀闷，大便不利，是胃病。据说胁下有形必系疟母，邪与气血相混，久病入络，当与通。每日用仲景鳖甲煎丸，早夜各服十五粒。

（案15）朱。久疟溺淋，五更热止无汗，治在肝胃。

丹皮　知母　鳖甲　柴胡　黑山栀　云苓　木通　阿胶

（案16）朱，四三。劳倦阳气先伤，营卫皆损，疟无止期，自述天暖可缓，阴晦病加，身中阳微已著。与壮脉护阳。

生鹿角　白术　人参　桂枝　黄芪　当归　炙甘草　煨姜　南枣

（案17）杨，廿八。邪伏于阴，而成三疟，表散不应，脉缓，中焦痞闷。治在太阴。

草果　厚朴　桂枝　白术　茅苍术　姜汁

（案18）罗，三三。疟日发既而间日，寒多无汗，食进不运，诊脉缓濡，此阳微邪陷于阴，寒起四末，从太阴治。

露姜饮

（案19）成。暑湿阻气，疟止不饥，气伤不可流行，是脾胃病。

生白术　广皮　黄芩　半夏　枳实　草果仁

（案20）某。疟乃暑热之后，侵必伤胃阴，先以甘寒生津，不至再涉时邪。

竹叶心　知母蜜炙　麦门冬　生甘草　蔗浆

（案21）赵。久疟伤阴，夏热发泄，咳痰有血，清心热，养胃阴，淡薄饮食，半月再议。

竹叶心　鲜生地　扁豆　知母　生草　茯苓

（案22）某。阴疟经年，寒热必喘逆痰升，左胁已结疟母，病在厥阴、少阴，邪混气血为难治。

川桂枝　生牡蛎　熟附子　茯苓　炒常山

（案23）杨，三三。阳虚有时饮感令，暑湿与痰饮气结混蒸，湿甚生热，汗多不解，舌白呕逆，实非风寒。饮亦湿类，湿热下注，便溏不爽，三焦不通，疟不能已，不宜重剂推荡，以肥人阳易虚故也。

半夏　淡黄芩　草果　滑石　厚朴　知母　姜汁　石菖蒲汁

复诊，热多消渴，舌色淡黄，目色已白，水入呕酸，脘闷，痰饮热邪居中也。大凡疟邪，寒热必先从四末以乘中，斯则中焦受困，故疟止之后旬朝不饶饥饱颇多，非奇美也。

半夏醋炒　生石膏　生茅术　杏仁　厚朴　知母

临服加豆蔻末三分。

（案24）周，三七。邪在阳为三疟，再为烦劳伤阳，寒起足趾，甚则肢节若堕，冷饮不适，阳伤大著，身痛转甚，议用温经一法。

桂枝汤加白术、附子

（案25）詹，三二。疟愈，脘下胀闷，既而失血盈碗，是营血既受伤。据云服地黄病剧，非滞腻沉阴之药可调。议以转运脾阳。

茯苓　甘草　桂枝　南枣　蜜煮热老姜

复诊：桂苓术甘汤。

复诊：香砂六君子汤。

（案26）周，二八。阴气先伤，阳气独发，但热无寒，是为瘅疟，舌干、渴饮、嗽咳，暑邪尚在肺胃。知饥不嗜食，乃邪热不杀谷也。先用玉女煎存阴清暑以和肺胃。

玉女煎去牛膝，加竹叶心

（案27）毛。阴疟复腹大跗肿，用养阴清补而愈，长夏暑湿外加饥饱内伤，皆是脾胃受病，泻利黏积虽罢，而腹膨浮肿又来，舌绛，唇焦，溺赤，不是纯虚见症。

茯苓　茵陈　滑石　木通　大腹皮　厚朴

（案28）张。三疟屡止屡发，时见右臂、肩背、胸胁肿凸，旬日自散，络脉不和，必安间静养可愈，药未能速效。

（案29）吴，三三。凡疟久，邪结必成疟母癥瘕，其邪深客于阴络，道路深远，肌肤无汗，能食，便溺通调，病不在府，从腹下升逆，贯及两膝腰中，推及八脉中病，理固有之，然立方无捉摸，议仲景转旋下焦痹阻例以通阳。

苓姜术桂汤

（案30）胡，二三。六腑以通为补，只因久病外邪疟痢之郁，初用升阳，继以温通，仿古先表后里之义，已经获效，必谨慎物食，俾脾阳充复，可以全愈。

淡附子　人参　大黄　干姜　厚朴　茯苓　神曲浆丸。

（案31）叶，五六。疟渐延三日而发，其邪已深入脏阴之络，四肢先寒，太阴见症。阴中伏邪，非发汗和解可效，惟按经内托扶正以获安，特不能速效耳。腥浊闭气皆为敌树帜，勿食为妥。

人参　白术　桂枝　炙草　草果　生姜　南枣

（案32）居，廿八。脉右沉濡，左弦，疟经两月，止而复来，食入便出，腹中隐痛，宜谨慎食物，正馁邪陷，有三阴延绵之虑。

鳖甲煎丸

（案33）王。舌白不大渴，寒战后热，神躁欲昏，而心胸满闷更甚，疟系客邪，先由四末以扰中宫，嗽痰呕逆，显是邪干肺胃，体虚邪聚，闭塞不通，故神昏烦躁，郁蒸汗泄得以暂解，营卫之邪未清，寒热蔓延无已，此和补未必中窍，按经设治为宜。

白豆蔻　黄芩　炒半夏　杏仁　淡竹叶　姜汁

复诊，寒热呕逆，心胸痞闷，夫心胸非停食之地可以攻消，不过因疟邪交会，秽浊蒙蔽使然，故疟过即安，苟非芳香，何能开其蒙蔽？舍此并无捷径。

牛黄丸二服

（案34）李。自病十三日，夜不得寐，肢臂有斑，寒起四末，热郁中焦，渴不能饮，胸胁痞胀，按之则痛，舌现灰白滞色，二便皆不爽利，此邪伏在络，寒热后永不得汗，古云疟不离手少阳，小柴胡投之不应，其邪在络何疑？议通厥阴阳明。

桂枝木一钱　茯苓三钱　生牡蛎三钱　淡干姜一钱　姜汁四分　半夏钱半，炒

复诊：紫斑且多，邪伏于营，脘膈仍不爽，用至宝丹，每用三分，金银花汤化服。

（案35）叶，四一。诊脉右小弱，左空弦，视形色枯槁不华，舌白不渴饮，病及一月，寒热，干呕，神气欲昏，微呃，烦不欲寐，汗出。此伏邪久而伤正，阳气日漓，邪陷入阴，胃虚客犯，当邪乘攻触，见此昏烦呕呃，议温胃阳益虚镇肝逆，逆理呕烦，用旋覆花代赭石汤。

旋覆花　代赭石　人参　半夏　广皮　煨姜　南枣

复诊，交子时乃戌亥纯阴之余气，阳气不复，形寒鼓栗，已午盛阳司时乃安，况阳从汗出，舌白为胃阳虚。用附子汤法。

（案36）张，四三。三疟，背寒骨束，并无汗战呕逆，治在少阳督脉。

鹿角霜　枸杞　归身　沙苑　淡苁蓉　大茴

（案37）金，二十。太阴脾土性畏寒湿，暑湿既在深阴，疟三日一至，饮酒再助其湿，疟痢兼作，但肛坠而肠胃不痛，脉来濡弱，

当理湿以生阳，用桂苓甘露饮。

（案38）金。间日疟发，头痛，脘闷，痰多，劳倦挟外感，表剂宜轻。

半夏　黄芩　桔梗　枳实　青蒿　苏梗　生姜

（案39）沈，三三。嗔怒复疟一月，腹膨胀满，二便仍通，形寒汗多火升。此肝木内震，脾胃被戕，气衰为滞，非阴药可效，《金匮》首章理脾胃必先制肝木，仿此为例。

人参　炙草　椒目　延胡　茯苓　益母　厚朴　川楝子

（案40）某。素有劳怯，外感疟邪，更伤脂液，阴不上承，上燥失音，当与肺痿同治，彼麻黄、桑皮散邪泄肺，于病于体皆悖。

鸡子白　生甘草　葳蕤　麦门冬　白元米汤煎。

（案41）瞿。失血数载，经脉久空，瘅寒无热为牝疟，每发于阳气不足之人。柿味甘寒，蟹味咸寒，阳失行宜，是皆左券宜乎？日加寒憟而血络并逆矣。

救逆汤

（案42）汪，二八。越三日必寒热，腹痛不饥，途中吸入寒热不正之气，消散与参术皆非。

苏合香丸

（案43）姚，十八。脉弱小促，疟不肯止，皆辛散过投，卫伤则寒，营伤则热。用补中益气汤，数日可愈。

五、暑湿

（案1）顾，三四。阳虚之体，迫受暑湿，气分窒塞，脉濡，舌白，头胀，心悸，口渴。治以桂苓甘露饮。

（案2）钱，四六。当年久泻用三神丸得效，是脾肾两固兼理气分之滞，体质阳虚，遇冷病加，今病延长夏，小水不通，必因夏湿阻其宣化，久则气血凝着而为肠红，姑与桂苓甘露令消其湿。

（案3）祈，五二。脉缓濡，夏季过饥，吸受暑湿，膜原浊痹，清气不宣，脘胀腹满，阴囊、足跗皆肿，得泄气少舒，湿与热传至经腑，当分消其气分。

大腹皮　厚朴　木通　防己莱菔子　金沙　茯苓皮　萆薢

（案4）殷。湿热未尽，气分受伤，形软不舒，即是热伤元气。

葳蕤　绿豆皮　炒川贝　地骨皮　知母　生草

（案5）某，四六。湿温长夏最多，湿蒸热郁之气由口鼻而入，上焦先病，渐布中下，河间所谓三焦病也，治法与风寒食积迥别。仲景云，湿家不可发汗，汗之则病，湿本阴邪中人也，则伤阳，汗之则阳愈泄越，而邪留不解，湿因热郁，发现为黄，熏蒸气隧之间，正如腌麹之比，斯时病全在气分，连翘赤小豆汤可以奏绩。今经一月，邪弥三焦，自耳前后，左肿及右，痄疡大发。盖痄者，壅也。不惟气滞，血亦阻塞，蒸而为脓，谷食不思，陡然肉消殆尽，胃气索然矣。商治于今，补则治壅，清则垂脱，前辈成法一无可遵，因思湿热秽浊结于头面清窍，议轻可去实之法，选芳香气味，使胃无所苦，或者壅遏得宜，少进浆粥便有进步。按:《经》云，从上病者治其上。《灵枢》云:上焦如雾。非轻扬芳香之气何以开上。

青菊叶　马兜铃　连翘　射干　银花　川贝　绿豆皮　荷叶边

以清水拌湿，铺入甑中，蒸露杯许，和入金汁一杯，常以茶挑服。

（案6）时。刮痧震动经脉，体虚不耐，颇觉不安，亦无妨害，但暑湿皆伤气分，气无形质，流行则邪解，今以六味填阴，滞浊暑气，恐无此方法。

竹叶心　天花粉　银花　连翘　川贝　郁金

（案7）钱，十六。脉左小坚劲，色苍，形肿，当午热灼口渴，晨必微寒，食物皆减，此暑邪乘虚致病，状如疟症，因吐血屡发，表散非宜，姑以玉女煎方，得热止再议。

（案8）钱，四七。宿病劳伤，新感暑热，咽痛，舌糜，目黄。宜清上分消。

连翘　麦门冬　竹叶心　川贝　马兜铃　六一散

（案9）俞，四六。脉小，舌白，小溲淋闭，大便不爽。仍流此暑湿着于气分，气阻窍窒。当治其上，以水出高源也。

滑石　通草　桑皮　茯苓皮　米仁　芦根

（案10）沈，四七。阳虚不喜凉食，气阻膈间，脉沉，目黄，必有冷湿之气内着，用辛温补通之。

半夏　茯苓　厚朴　益智仁　广皮白

（案11）金，十九。暑邪内伏，暑必兼湿，伤于气分，渐布三焦，三焦变疟不成，邪归伤阴，痢不尽，邪又变微热，不食不饥，九窍不和，尝闻病起在气，病久入血，延绵经月。再治肺邪，愚老人见不及此。

牡蛎　川连　川柏　秦皮　远志　人中白

（案12）郑。暑必挟湿，二邪皆中伤气分，阻而无质，首从治肺极是，以邪由吸入，自上而中也。夫肺主卫，心主营，卫营失和为寒热。肺邪逆行，犯及心包，遂热炽神躁昏谵，汗出不解，邪非表受，即大便通利而痞闷，仍然亦非胃家实热可攻而愈，由无形气结日郁，郁久必热，久蒸痰聚而为不饥不食之症矣。

（案13）某。风寒必从六经，暑热必究三焦，况乎上受之邪，当治其上，开其上结，取气微辛，取味微苦，体质素虚，勿用重剂伤损阴阳。

复诊，昨方辛胜于苦，取乎开多降少，恰在胃脘之上，方中草果知母两和脾胃以止疟，服已胸脘有辛辣气味。今午诊左数右寸尺大，胸次按之微痛，舌上白腻，亦不渴饮，决非实热滞结，思表散过辛必泄肺，肺馁不司肃降，上气遂致凝结。《内经》以气过于辛，有食甘以缓之之义，然甘味皆守气，钝非为合法，况秋分得天气之降，今金气无权，未能应乎天气。拟商缪仲醇方法，平衡轻剂，仍从上治。

六、厥

（案4）吴，三九。厥阴气冲昏厥，都因阳明脉虚，通泄和阳不能却病，议填胃土以熄虚风。

生牡蛎　生黄芪　炒常山　甘草　南枣

（案5）朱，三七。俯则气塞，咽喉呼吸不通，晕厥，面色油亮，神色昏蒙，足痿无力。盖肝肾下虚，浊阴下潜，仿仲景肾气厥用浊药轻投一法。

地黄饮子

（案6）某。阳虚之体，频遭病伤，能食不充旺，耳鸣心悸，内风渐至，有中厥之虞，右归补阳亦可，但桂辛甘损耗肝血，当易以温柔固摄，冀免虚风。

姜制地黄　人参　当归　茯苓　肉苁蓉　五味　枸杞　山药　淡附子　黄肉　枣肉和丸。

（案7）朱，三七。肾虚气厥，用河间地黄饮子颇安，据说过劳病加，必有肝阳陡升莫制，咽干舌燥，少寐。当复以息风和阳之品。

磁石　远志　茯苓　熟地　肉苁蓉　柏子仁　枸杞　五味　天门冬　牛膝

（案8）程，女，廿九。前方解经气郁热兼流行气血，奈经水数月不至，厥发两次，因惊动气，喉间血腥失音，而心口隐痛，巅胀鼻痛，总由厥阳上冒清空所致，与芦荟丸服二钱。

（案9）吴。幼有痫厥，必挟痰火，愈经数年，年壮而复发，是情动阴泄，阳遂得以上冒。自言左胁中气冲上引，必心胸痞塞。此肝脏厥阳无制，由乎水弱不为木耳。

六味丸去山萸，加磁石　龟板　白芍

（案10）某。诸动属阳，劳烦则扰于气，肝司藏血，拂郁则血菀于脘，午后气并于血，升降清浊为厥，脉来浮数而细涩，面黄唇白，热势少轻，神昏如故，胸腹隐痛，必非停滞，诊有瘀聚所致；目荒、舌缩为肾水竭绝之征；瘛疭不止，乃肝虚风动之象，病名暴厥。养葵所谓薄厥、煎厥之类。开心包不应，勉蒲黄散去瘀舒郁，续进滋养天一之水，以冀风糜火熄，此属不得已之想，未识以为何如。

七、眩晕

（案1）头眩脉弦，清晨呕痰，此肝阳上扰兼酒之湿热生痰助火耳。

虎膝骨云苓　半夏　甘菊　川连　杜仲刮　橘红赭石　白蒺藜

（案2）头眩心跳脉而软。

黄芪　於术　党参　归身　茯神　枣仁　杜仲　甘草　麦门冬　姜　枣

沈案

（案5）宋，四十。操持烦心，身中阳气多升，肝胆相火内风震动莫制，遂有眩晕惊惕，肉酒蒸聚湿热，由胃脉下注跗足，每多脓水，此痿厥中风之萌。秋冬务在藏聚，温养经脉佐以温通，加味虎潜丸宜用。

虎潜丸去白芍　当归　知母　锁阳　广皮　加枸杞　茅苍术　白蒺藜　车前子　红枣丸

（案6）某。阳气内风升举，眩晕肢麻，遗泄颇频，阴气先已暗伤，致二气失交，凡下虚必上实，诸脉废而不用，中年以后痱中厥仆至矣。诊脉小紧数，治在藏阴。

羊肉　杞子　首乌　五味　甘菊　黑豆皮　铅罐煎。

（案7）刘，六三。脉得动搏，劳心烦剧，阳易升越，内风陡起，遂致眩晕欲仆，据述上冬患此，春夏数发，盖冬季少藏，不耐天暖气泄。法当填阴收纳，以培风蛰。二陈汤只治痰眩，非摄纳方也。

鹿角胶　柏子仁　天门冬　熟地　杞子　青盐　石菖蒲　远志　苁蓉　茯神　牛膝　鱼胶

八、脾胃

（案1）张。脾胃不和，郁热内起，属五疳之症。

川连　藿香　厚朴　茯苓皮　广皮　木通

（案2）吴，五七。脾阳衰微，食入不运，汤饮更易壅积，脾恶湿也。当薄味令清气流行。脉小涩，非破气所宜。

姜枣异功，去甘草，加厚朴、益智

（案3）某。经营不遂，情怀拂郁，少火化为壮火，风木挟阳上巅，眩晕不寐，是阳不入阴，非虚症也。如果纯虚，岂有自春及秋仍能纳谷驱驰？今倏然脘中阻噎，由药伤胃口，致胃阳上逆使然。议用温胆汤。

温胆汤去甘草加桑叶、丹皮

（案4）叶，二十。和胃清热，渐次加餐，第中土既伤，阳木易动，已觉火升畏热，倘食物调理失宜，郁热内蒸，精液消烁，则难图矣。调中为主，兼理少阳郁热。

白术　丹皮　胡黄连　陈皮　枳实　黑栀　芍　桑皮

（案5）蒋，廿九。前方通三焦颇效，想经年九窍不和，属胃病，而犯胃最速莫若肝邪，中焦气钝，左升右降皆已失司，郁痹不行，少火化为壮火。治宜清降辛宣。

淡黄芩　白豆蔻　川连　厚朴　杏仁

（案6）汪。胃精不能上供，由夏令劳烦泄气，致交秋新凉外束而痛。两进清凉仅去其邪而痛不愈者，津未复也。议益胃津。

生扁豆　大沙参　桑叶　葳蕤生草

白元米汤煎服。

（案7）某。凡寒热疟气起于四肢，蒸及中宫，必满闷烦冤。气痹治肺，热灼清胃，皆是古法。首方兼理上中，转方专理气。无非气结宜开治法，只因病延多日，质薄胃弱，于寒热未止之时，频加呃逆。《经》言胃气以下行为顺。中乏谷气坐镇少权，胃土属阳，譬如雨露上施，阳土得濡润而禾苗蕃盛。今也日加热蒸，斯震动之气上翔，胃气不安其位矣。尝读仲景书，吐蚘、狐惑、噫气、哕呃诸篇必系胃虚少谷，但须分在阴在阳之客为正，非案中稍申甘缓益胃，进以味轻气清以消息病情，盖志慎也。辰刻诊候，仪容清减，脉右虚数。法仲景"病邪未尽，正气欲衰，当与甘药"之旨。

胃气应乎卫，寤则行阳，寐则行阴。行阳主动，行阴主静。由寒热相争乘胃，药汤劣味再入胃，经旬未沾饮食甘美，胃已坐困，卫之行阳循阴机栝已偏，呃逆之乘甚于寤而不寐者，未得天地交泰之旨也。古人治病，必曰攻邪十之六七，谓邪衰其大半而止，正谓此。今须少少进谷，纳食为安，调寝食于医药之先，再无贻害。

九、不寐

（案2）某。按《灵枢经》云，凡人阳气暮必下交于阴，阴蹻脉中气满，阴气包护阳气不令透泄于外，遂令熟寐，反是，寤不成寐者，阳动于外，神识焉得归着于里。《经》义用半夏秫米汤，藉半夏由阳气入阴中，更入蹻脉，随以秫米奠安脾胃之气，为中宫砥柱，不令气升阳浮，然必多服，方有效验。